Drawing Thought

QUINTUS SERENUS

MEDIZINISCHER RAT

Lateinisch-deutsch

Herausgegeben und übersetzt
von Kai Brodersen

DE GRUYTER

ISBN 978-3-11-052712-4
e-ISBN (PDF) 978-3-11-052757-5

Library of Congress Cataloging-in-Publication Data
A CIP catalog record for this book has been applied for
at the Library of Congress.

Bibliografische Information der Deutschen Nationalbibliothek
Die Deutsche Nationalbibliothek verzeichnet diese Publikation in der Deutschen Nationalbibliografie; detaillierte bibliografische Daten sind im Internet über http://dnb.dnb.de abrufbar.

Für Einbandgestaltung verwendete Abbildungen:
Cologny (Genève), Fondation Martin Bodmer, Cod. Bodmer 52: 6v/7r
(www.e-codices.unifr.ch)

Satz: Kai Brodersen, Erfurt
Druck und Bindung: Hubert & Co. GmbH & Co. KG, Göttingen

∞ Gedruckt auf säurefreiem Papier
Printed in Germany

www.degruyter.com

MIX
Papier aus verantwortungsvollen Quellen
FSC® C016439
FSC www.fsc.org

INHALT

EINFÜHRUNG

ABRACADABRA
ABRACADABR
ABRACADAB
ABRACADA
ABRACAD
ABRACA
ABRAC
ABRA
ABR
AB
A

Vulgatus hemitritaeo depellendo conus, Abracadabra, chartae inscriptus, plurimorum observatione et eventu se probavit, quamvis rationem ignoremus. Vidi profuisse in febribus, etiam sine superstitione collo appensum …

Der bekannte Abracadabra-Kegel, zur Abwehr des Anderthalbtagefiebers auf ein Blatt geschrieben, hat sich nach der Beobachtung vieler und in der Praxis als wirksam erwiesen, auch wenn wir den Grund dafür nicht kennen mögen. Ich habe gesehen, wie er bei Fiebern genützt hat, wenn er auch ohne Aberglauben am Hals befestigt war … (Bartholin 1669, 120f)

Dies schrieb 1669 der bedeutende dänische Mediziner und Gelehrte Thomas Bartholin (1616–1680), der das Lymphgefäßsystem beim Menschen entdeckte und als der berühmteste Anatom seiner Zeit galt, in seinem Werk *De medicis poetis* über den *Liber medicinalis* des Quintus Serenus.

Er bezieht sich damit auf den ältesten erhaltenen Beleg für das Zauberwort Abracadabra und auf dessen Darstellung als Kegel, wie sie Quintus Serenus als Heilmittel bei Anderthalbtagefieber empfiehlt:

inscribes chartae quod dicitur »abracadabra«
saepius et subter repetes, sed detrahe summam
et magis atque magis desint elementa figuris
singula, quae semper rapies, et cetera †figes,
donec in angustum redigatur littera conum:
his lino nexis collum redimire memento..

Einschreiben sollst du auf ein Blatt das so genannte Abracadabra, und es öfter und unterhalb wiederholen, aber ziehe von dem Obersten ab, und mehr und mehr einzelne Elemente sollen den Figuren fehlen, die du jeweils wegnimmst; das Übrige sollst du gestalten, bis ein Kegel durch einen Buchstaben zur Enge geführt ist: Mit diesen, in ein Leintuch gebunden, sollst du – merke dies wohl! – den Hals belegen. (Serenus, *Liber medicinalis* vv. 935–940)

Zu welcher Tradition gehört der *Liber medicinalis*?

Solcher in einem antiken Werk gebotener medizinischer Rat gehört in eine ältere Tradition. Diese bietet Antworten auf Fragen wie: Was tun, wenn man keinen Zugang zu der – oder kein Vertrauen in die – Kunst und Selbstlosigkeit der Mediziner hat? In der römischen Antike konnten solche Antworten nachgerade lebenswichtig sein: Apotheken gab es nicht, Ärzte waren nicht immer erreichbar und nicht immer gut ausgebildet. Man verstand sich deshalb darauf, in Büchern gesammelte Erfahrung zu nutzen, die einem auch ohne Arzt Heilung in Aussicht stellte. Doch welche lateinischen Bücher verdienten Vertrauen für ein solches Versprechen?

In der hohen und späten römischen Kaiserzeit griff man wohl weniger zu fachmedizinischen Werken wie dem des Scribonius Largus, der zur Zeit des Claudius (Kaiser 41–54) als Arzt wirkte und ein Buch mit dem Titel *Compositiones* (»Zusammengesetzte Heilmittel«) über den guten Arzt schrieb, und auch nicht zu den Partien *De medicina* (»Über die Medizin«) des sonst verlorenen enzyklopädischen Werks seines Zeitgenossen Aulus Cornelius Celsus, sondern vor allem zu Plinius' *Naturalis historia* (»Naturkunde«). Dieser Gaius Plinius Secundus d. Ä. (um 23–79), der beim Vesuvausbruch im Jahr 79 ums Leben kam, hatte in rastloser Arbeit eine umfassende Darstellung des antiken Wissens über die Natur in 37 Büchern zusammengestellt: Nach einer Einführung (Buch 1) beginnt er mit der Kosmographie, Meteorologie, allgemeinen Geographie und Hydrologie (2). Es folgen eine genaue Beschreibung der seinerzeit bekannten Welt (3–6), Anthropologie (7), Zoologie (8–11), Botanik (11–19), Pharmakologie (20–32), Metallurgie (33–34), Angaben zu Farben, Malerei und Plastik (35) und schließlich Mineralogie (36–37).

Plinius' *Naturalis historia* ist mit ihrem gewaltigen Umfang allerdings unhandlich; sie wurde deshalb in der Spätantike verschiedentlich exzerpiert und dabei umgearbeitet. Eine kompakte Sammlung der Wunder auf der Welt, in der Plinius' Angaben aus den geographischen Büchern mit denen zu den Naturwundern vor allem aus der Zoologie, Botanik und Mineralogie und mit Informationen aus weiteren Quellen verbunden sind, schuf um 300 Gaius Iulius Solinus mit seinem »Buch der Wunder«, den *Collectanea rerum mirabilium* (»Sammlungen wunderbarer Dinge«), das auch unter dem Titel *Polyhistor* (»Weiß-viel«) bekannt war. Solinus kondensiert das in der *Naturalis historia* vorgefundene Material, kombiniert es mit Angaben weiterer Vor-

lagen und präsentiert es in einer originellen Anordnung. In Spätantike, Mittelalter und Früher Neuzeit war dies das einflussreichste geographische Werk überhaupt – über 250 mittelalterliche Abschriften zeugen vom großen Erfolg des Solinus, und so mancher Kopist hat das Werk später mit Zutaten bereichert, etwa mit der ältesten erhaltenen Schilderung des (in der Antike noch unbekannten) Norwegen.

Insbesondere zu Medizin und Pharmakologie bietet Plinius d. Ä. in seiner *Naturalis historia* eine fast unüberschaubare Menge an Informationen, die nach den Heilmitteln geordnet sind: Von den Büchern zur Pharmakologie behandeln 20–27 pflanzliche Heilmittel, sortiert nach ihrer Fundstelle (Gartengewächse, Kulturpflanzen, wild wachsende Pflanzen), 28–30 Heilmittel aus dem Tierreich und 31–32 aus dem Wasser. Für die Praxis ist die so sortierte umfassende Zusammenstellung Plinius' d. Ä. nicht nur unhandlich, sondern auch allein dann nützlich, wenn man bereits weiß, welches Medikament für eine bestimmte Beschwerde hilfreich ist. Hier setzte im 3. Jahrhundert die anonyme, heute so genannte *Medicina Plinii* an, die wie eine »Kleine Reiseapotheke« eine Auswahl von für Reisende wichtigen Informationen aus der *Naturalis historia* bietet und um Angaben aus anderen Quellen erweitert. Anders als in der nach Heilmitteln sortierten *Naturalis historia* ordnet dieses Werk die Angaben nach den Beschwerden von Kopf bis Fuß (Buch 1 und 2); es folgen den ganzen Körper betreffende Beschwerden (Buch 3). Viele der langen Sätze Plinius' d. Ä. löst die *Medicina Plinii* auf. So gelingt es ihr, in recht einfachem Latein insgesamt mehr als 1150 Heilmethoden und Rezepte auf knappstem Raum in einfacher lateinischer Prosa zu präsentieren.

Ein weiteres, ebenfalls auf die den Heilmitteln geltenden Bücher von Plinius' *Naturalis historia* zurückgehendes

pharmakologisches Werk ist der *Herbarius* (*liber*), also das »Heilkräuterbuch« des Apuleius, das etwas später, vielleicht im frühen 4. Jahrhundert, entstanden ist. Als Autor nennt es den platonischen Philosophen und Literaten (nicht aber Mediziner) Apuleius aus Madauros (einer römischen Stadt beim heutigen M'Daourouch in Algerien), der im 2. Jahrhundert wirkte; von den authentischen Werken dieses Apuleius ist heute der Roman *Metamorphoses* (»Verwandlungen«) unter dem Titel »Der Goldene Esel« am bekanntesten. Das ihm bloß zugeschriebene Heilkräuterbuch wird im Prolog als ein Werk vorgestellt, das auf den Zentauren Cheiron (lateinisch *Chiro*) zurückgehe. Dieser verstand sich auf die Medizin und war der weise Lehrer sowohl des Helden Achilleus (*Achilles*) als auch des Gottes Asklepios (*Aesculapius*), der seine Heilkunde dieser Lehre verdankte. Der *Herbarius* erhebt also den Anspruch, dass er auf den Lehrer des Gottes der Heilkunde selbst zurückgeht, mithin in der Dignität die sich nur auf dessen Schüler berufenden Lehren der Ärzteschaft sogar übertrifft. Der *Herbarius* ist zwar nach Heilkräutern sortiert, bietet aber nach einem als Brief an die Mitbürger des Autors formulierten Prolog (s. u. S. 17f) eine ausführliche Übersicht, die den praktischen Nutzen deutlich erhöht und sich bereits in den frühesten Fassungen des Werkes findet. Sie stellt fast 200 Krankheiten und Beschwerden vor, die man mit den 129 im Buch anschließend vorgestellten Kräutern behandeln könne, und ist – wie in der *Medicina Plinii* – systematisch geordnet, zunächst von Kopf bis Fuß, dann nach Beschwerden, die den ganzen Körper betreffen. Im Einzelnen stellt das Heilkräuterbuch daraufhin zunächst die Pflanzen mit ihrem lateinischen Namen, Angaben zu griechischen und weiteren Synonymen, zum Habitat und zur besten Sammelzeit sowie gelegentlich Angaben zu weiteren Besonderheiten vor und

nennt dann jeweils ausführlich alle Krankheiten, gegen die man die Pflanze oder ihre Teile wirken lassen kann, schließlich auch das Rezept zur Zubereitung und Verabreichung des Heilmittels.

Wie Solinus' Werk über die Wunder der Welt gehen auch die *Medicina Plinii* und der *Herbarius liber* unter dem Namen des Apuleius eindeutig auf Plinius' d. Ä. *Naturalis historia* zurück, wählen aus deren Angaben aus, ordnen sie systematisch um und erweitern sie ggf. aus anderen Quellen. In dieselbe Tradition gehört nun auch der *Liber medicinalis* des Quintus Serenus, der im vorliegenden Band präsentiert wird. Auch bei diesem Autor gehen die Angaben überwiegend auf die *Naturalis historia* des – einmal (v. 845) sogar namentlich genannten – älteren Plinius zurück (für eine Übersicht über die jeweils herangezogenen Kapitel aus Plinius' Werk s. u. S. 178–181). Daneben finden sich auch im *Liber medicinalis* Angaben, deren Vorlage nicht Plinius' Werk und auch nicht andere uns erhaltene Schriften sind. Wie bei der *Medicina Plinii* und dem *Herbarius liber* (und wie bei Solinus' *Collectanea*) ist es freilich kaum möglich, diese anderen Vorlagen zu identifizieren: Wir müssen wohl mit einem recht umfangreichen, uns nicht erhaltenen »volksmedizinischen« Wissen rechnen, das jeweils wohl unabhängig voneinander in diese Werke eingegangen ist.

Was bietet der *Liber medicinalis*?

Auch wenn der *Liber medicinalis* in der eben beschriebenen Tradition steht, unterscheidet er sich von ihr dadurch, dass er den medizinischen Rat nicht in Prosa, sondern in lateinischen Hexameterversen gibt. Empfohlen hatte diese Art

der Präsentation bereits Galenos von Pergamon (129 – um 215). Dieser war der wohl berühmteste Mediziner der römischen Kaiserzeit, Leibarzt römischer Herrscher und äußerst produktiver Autor: Eine aktuelle Bibliographie der unter seinem Namen laufenden Werke verzeichnet 441 Werktitel, darunter eine erst vor wenigen Jahren wiederentdeckte Schrift *Über die Unverdrossenheit*. Galenos also schreibt einmal:

εἴρηταί μοι πολλάκις ὡς οὐ μόνον εἰς μνήμην αἱ ἔμμετροι γραφαὶ χρησιμώτεροι τῶν πεζῇ γεγραμμένων εἰσὶν, ἀλλὰ καὶ εἰς τὴν τῆς συμμετρίας τῶν μιγνυμένων ἀκρίβειαν.

Es ist von mir oft gesagt worden, dass die metrischen Schriften nicht nur für die Erinnerung nützlicher sind als die in Prosa geschriebenen, sondern auch für die Genauigkeit des Verhältnisses der zusammengesetzten Arzneien.

(Galen, *De compositione medicamentorum per genera* V 10 [XIII 820 Kühn])

Die Versform kann, so Galenos, Versehen beim Abschreiben von Quantitäten vermeiden, da Fehler das Metrum stören und daher auffallen würden; somit lässt sich eine falsche Dosierung von Heilmitteln vermeiden. Allerdings gibt es im *Liber medicinalis* kaum Angaben zu Quantitäten (s. u. S. 39), die das Versmaß hätte sichern können; auch fehlen die für Lehrgedichte typischen Überleitungen und Signalwörter zwischen den Kapiteln (Schröder 1999, 191f), wie überhaupt die poetische Ausgestaltung hinter die »Vermittlung nützlichen Wissens« zurücktritt (Effe 1977, 203), weshalb hier eine Prosaübersetzung erlaubt sei. Es mag daher durchaus sein, dass der *Liber medicinalis* nicht nur in seiner Sprachform, die geradezu um ein altertümlich klingendes Latein bemüht ist, sondern auch in der Wahl der Versform an die große Zeit Roms erinnern und die Dignität des Stoffes hervorheben wollte.

Serenus' Werk bietet in 1107 lateinischen Hexameterversen ärztlichen Rat. Da in der Antike Bücher auf Rollen aus Papyrus handschriftlich vervielfältigt wurden (v. 10 spricht direkt von Papyrus), war deren Umfang traditionell begrenzt; Serenus' Buch wird auf eine, allenfalls zwei Rollen gepasst haben. Es hat übrigens etwa den gleichen Umfang wie jedes einzelne Buch des ebenfalls in Versen abgefassten Werks *De rerum natura* (»Über die Natur der Dinge«) des Titus Lucretius Carus (Lukrez; um 95 – um 53 v. Chr.), auf das Serenus wiederholt Bezug nimmt (s. u. S. 28).

Bei Serenus folgen auf eine *Praefatio* (Vorwort; vv. 1–10) 64 Kapitel in einem Umfang von je zwischen 5 und 36 Versen. Der Orientierung der Leserschaft dienen dabei die dem Werk vorangestellte Kapitelübersicht sowie die Kapitelüberschriften im Werk selbst (deren Wortlaut mit denen der Übersicht nicht immer übereinstimmt); sie können durchaus auf den Autor selbst zurückgehen.

naturae vitiis medicas obiecimus artes;
nunc et fortunae iaculis obsistere par est.

Den Fehlern der Natur haben wir die medizinischen Künste entgegen geworfen; jetzt ist es recht, auch den Geschossen des Schicksals entgegenzutreten.

(Serenus, *Liber medicinalis* vv. 789–790)

Der Stoff ist, wie diese Eingangsverse zu Kapitel XLII zeigen, in zwei Partien geteilt: Wie in der *Medicina Plinii* und in der Übersicht zum *Herbarius* werden bis Kapitel XLI Beschwerden bestimmter Körperteile von Kopf bis Fuß aufgeführt, also in der traditionellen Abfolge (s. o. S. 10f) präsentiert. Ab Kapitel XLII werden krankhafte Erscheinungen besprochen, die einzelne Körperteile oder den ganzen Körper betreffen; dabei scheint Serenus zwischen Beschwerden, die durch äu-

ßere Einwirkung hervorgerufen worden sind, und inneren Krankheiten abzuwechseln: Die Kapitel XLII–XLVI betreffen äußere, XLVIII–LI innere, LII–LIII (bis v. 969) wieder äußere, LIV–LVII innere LIX–LXI erneut äußere, der Schluss nochmals innere Anlässe für Beschwerden; die Kapitel XLVII, LIII (ab v. 970) und LVIII, die jeweils das Thema Schmerz ansprechen, bilden dabei offenbar die Übergänge (vgl. Phillips 1991b).

Was will der *Liber medicinalis* erreichen?

quid referam multis conposta Philonia rebus,
quid loquar antidotus varias? dis ista requirat,
at nos pauperibus praecepta dicamus amica.

Was soll ich Philons Mittel, aus vielen Dingen zusammengesetzt, nennen, was verschiedene Gegengifte besprechen? Der Reiche soll nach denen suchen, wir aber wollen Rezepte nennen, die den Armen freundlich sind. (Serenus, *Liber medicinalis* vv. 392–394)

multos praeterea medici componere sucos
adsuerunt; pretiosa tamen cum velleris emptum,
falleris frustraque immensa nomismata fundes.
quin age et in tenui certam cognosce salutem.

Viele Säfte zusammenzusetzen waren zudem die Ärzte gewohnt, doch wenn du diese Preziosen kaufen willst, wirst du betrogen und vergießt vergebens riesige Geldmengen. Also auf und erkenne im Billigen die sichere Heilung!
(Serenus, *Liber medicinalis* vv. 518–521)

Als Ziel seines Werks benennt Serenus das Vermitteln von Informationen über gut zu beschaffende (griechisch: *euporista*) Heilmittel; ja, als »Receptbuch für Arme« bezeichnet das Werk ein lange einflussreiches *Lehrbuch der Medizin*

(Haeser 1875, 616). Serenus steht damit in einer von der Fachmedizin (s. o. S. 9) weitgehend unabhängigen Tradition, die den Ärzten (wie dem v. 392 genannten Philon von Tarsos; s. u. S. 33) mit ihren zusammengesetzten Heilmitteln (*syntheseis, compositiones*) vor allem Geldgier unterstellt und der Leserschaft davon abrät, sich auf Mediziner zu verlassen; vielmehr biete das vorliegende Werk die besten Informationen über gut zu beschaffende (wenn auch – wie etwa Pfeffer – sicher nicht immer billige) Heilmittel. So wird die *Medicina Plinii* (s. o. S. 10) mit folgenden Worten eingeleitet:

frequenter mihi in peregrinationibus accidit ut aut propter meam aut propter meorum infirmitatem varias fraudes medicorum experiscerer, quibusdam vilissima remedia ingentibus pretiis vendentibus, aliis ea quae curare nesciebant cupiditatis causa suscipientibus. quosdam vero comperi hoc genere grassari ut languores, qui paucissimis diebus vel etiam horis possint repelli, in longum tempus extraherent, <ut> et aegros suos diu in reditu haberent saevioresque ipsis morbis existerent. quapropter necessarium mihi visum est ut undique valitudinis auxilia contraherem et velut breviario colligerem, ut quocumque venissem possem eiusmodi insidias vitare et hac fiducia ex hoc tempore <iter> ingredi, ut sciam, si quis mihi languor inciderit, non facturos illos ex me reditum nec taxaturos occasionem.

Häufig geschah es mir auf meinen Reisen, dass ich, wenn ich selbst oder die Meinen krank waren, die Bekanntschaft mit verschiedenen Betrügereien der Ärzte machte: Die einen verkauften ganz minderwertige Arzneien zu gewaltigen Preisen, andere wagten sich aus Gewinnsucht an Krankheiten, die sie nicht zu heilen verstanden. Auch habe ich erlebt, dass einige in dieser Art und Weise es darauf anlegten, Unpässlichkeiten, die sie in ganz wenigen Tagen oder sogar Stunden beheben konnten, sich lange Zeit hinziehen zu lassen, so dass sie sich lange an ihren Kranken bereichern konnten. Daher waren die Ärzte schlimmer als die Krankheiten selbst! Aus diesem Grund erschien es mir notwendig,

von überall her Hilfsmittel für die Gesundung zu sammeln und in einem Brevier zusammenzufassen, um an allen Orten, an die ich auch komme, derartigen Machenschaften aus dem Wege zu gehen. Im Vertrauen auf diese Kenntnis kann ich seitdem eine Reise machen in dem Bewusstsein, dass jene Leute, wenn mich eine Krankheit befällt, keinen Profit aus mir herausschlagen oder meine Krankheit als eine Gelegenheit dazu ansehen werden.

(*Medicina Plinii* Pr 1–2)

Ähnlich heißt es im *Herbarius liber*, der unter dem Namen des Apuleius überliefert ist (s. o. S. 10f):

Apuleius Platonicus ad cives suos. ex pluribus paucas vires herbarum et curationes corporis ad fidem veritatis monumentis publicis tradidimus ob stupiditatem verbosam professionis, quod dicimus quod medicorum venditationes potius quam curas, etiam hos homines inertia plerumque et inperitia nexus certe lucripetas vero nuncupari, qui etiam a mortuis mercedem expetunt. quid agant? nihil; exspectant enim occasionem et faciunt reditus, dum tempus curationum extrahant, puto, quia saeviores ipsis morbis sint. exitum proponamus ergo titulos morborum, quos nunc vel maxime tempus conducit, et civibus meis, sociis quidem et peregrinis, quibus vexatio acciderit aliqua corporalis, nostra litterata scientia invitis etiam medicis profuisse videatur.

Der Platoniker Apuleius an seine Mitbürger. Aus vielen öffentlichen Dokumenten haben wir einige wenige Kräfte von Kräutern und Behandlungen für den Körper in Wahrheitstreue überliefert wegen der wortreichen Dummheit der professionellen (Ärzte). Wir sagen nämlich, dass sie eher die Profitgier der Mediziner als die Fürsorge leitet, und auch, dass wir diese Menschen meistens aufgrund ihrer Tatenlosigkeit und Unerfahrenheit sicher wahrlich als Gewinnsüchtige bezeichnen müssen, die sogar von Toten Lohn fordern! Was tun sie? Nichts! Sie warten auf die Gelegenheit und machen Gewinn, während sie die Zeit der Behandlungen ausdehnen! Ja, ich glaube, dass sie gefährlicher sind als die Krankheiten selbst! Als Ausweg wollen wir also die Namen der Krank-

heiten vorstellen, die vor allem jetzt die Zeit mit sich bringt, und so möge meinen Mitbürgern, den Landsleuten ebenso wie den Fremden, denen irgendeine körperliche Plage widerfährt, durch unsere niedergeschriebene Wissenschaft auch gegen den Willen der Ärzte ganz offensichtlich genützt werden. (*Herbarius* Pr)

Spezielle Merkmale dieser *euporista*-Literatur sind also auch die Kritik an der Ärzteschaft (auch Serenus v. 542 rechnet mit von den Ärzten angerichtetem Schaden) und das Versprechen, über das Buch von guten Heilmitteln zu erfahren.

Die Autoren erheben dabei gerne den Anspruch, die Heilmittel selbst erprobt zu haben. So behauptet die *Medicina Plinii* eigene Erfahrung nicht nur in der eben zitierten Praefatio, sondern auch im Text:

multi medici se [medicos] adversum hoc malum non inveniunt. ego certe scio raro quemquam huic pesti ereptum qui se illis credidisset. verum ita curatio eius expedita est ut etiam hieme asperrima explicari possit intra diem quadragesimum, vere autem vel aestate breviore tempore. aliquot a me curati sunt intra praefinitum tempus compositione ea quae infra scripta est.

Viele Ärzte gibt es nicht, die diese Krankheit behandeln könnten. Ich wenigstens weiß, dass nur selten einer dieser Seuche entrissen wurde, der sich jenen Leuten anvertraut hatte. In Wirklichkeit ist ihre Heilung so bequem, dass sie selbst im härtesten Winter innerhalb von 40 Tagen bewerkstelligt werden kann, im Frühling aber oder Sommer in noch kürzerer Zeit. Manch einer ist von mir in der vorherbestimmten Zeit durch das nachstehende Rezept geheilt worden. (*Medicina Plinii* 1,26,5–6)

Ebenso betont Serenus wiederholt, dass er ein Heilmittel persönlich erprobt habe (vv. 401, 486 und 621). Dass er selbst Arzt gewesen sei (wie etwa Allbutt 1921, 420 und Nutton 2004 [²2013], 5 erwogen haben), wird freilich durch diese Angaben nicht erwiesen, da sie in der Gattungstradition den

Erwartungen der Leserschaft entsprechen. Fragen wir also schließlich nach dem, was wir über den Autor wissen!

Wer war Quintus Serenus?

Ein antiker Mediziner oder Gelehrter namens Quintus Serenus ist nur als Autor des *Liber medicinalis* belegt, der ihm in den Handschriften zugeschrieben wird. Das Werk selbst macht keine weiteren Angaben über seinen Autor oder über seine Entstehungszeit, und archaisierende Sprache (s. o. S. 13) war auch in der hohen und späten Kaiserzeit beliebt und erlaubt keine Frühdatierung. Der jüngste Autor, der im *Liber medicinalis* (v. 845) zitiert wird, ist im Übrigen Plinius d. Ä. (um 23–79; s. o. S. 9f), so dass der *Liber medicinalis* jünger sein muss als dessen Werk. Die Identität des Quintus Serenus wird damit freilich nicht klarer.

Handelt es sich bei dem Namen Serenus vielleicht um ein Pseudonym? Dass der Name eines berühmten Gelehrten gleichsam als »Garant für Qualität« einem sonst anonymen Buch zugeschrieben wurde, war in der Antike nicht selten und ist gerade für Bücher medizinischen und pharmakologischen Inhalts wiederholt belegt: So ist ein antikes lateinisches Buch über heilende Steine, das im Kern vielleicht schon aus dem 2. Jahrhundert stammt, unter dem Namen des großen, in eine mythische Zeit gehörenden Magiers Damigeron überliefert. Die »Reiseapotheke« der *Medicina Plinii* bezieht sich, wie wir gesehen haben, schon mit dem Namen des Autors auf Plinius d. Ä., und das etwas jüngere Heilkräuterbuch (*Herbarius*) nennt als Autor den berühmten Apuleius (s. o. S. 10f). Dass auch ein *Liber medicinalis* den Namen eines berühmten Gelehrten trug, ist also alles andere als unwahrscheinlich.

In der Forschung hat man zwei Überlegungen zu dieser Möglichkeit vorgetragen. Der Wiener Gelehrte Kurt Smolak hat erwogen, dass der lateinische Name *Serenus* (»der Heitere«) den etwa gleichbedeutenden griechischen Namen *Galenos* übersetzt (Smolak 1998, 189f) und sich damit auf den bedeutenden Arzt dieses Namens (s. o. S. 12f) bezieht.

Die zweite, weiter verbreitete Überlegung setzt Serenus mit einem gewissen Sammonicus Serenus gleich, den wir als Autor eines (der sogenannten »Buntschriftstellerei« zugehörigen) Werkes mit dem Titel *Res reconditae* (»Entlegene Dinge«) kennen. Auf dieses bezieht sich der Kirchenvater Arnobius von Sicca († um 330) in seinem Werk *Gegen die Heiden* (6,7) ebenso wie Macrobius Ambrosius Theodosius (um 385/390 – nach 430), der es für seine *Saturnalia* heranzieht: So zitiert Macrobius aus *libro quinto Rerum reconditarum Sammonici Sereni* (»dem 5. Buch der *Entlegenen Dinge* des Sammonicus Serenus«; *Saturnalia* 9,3,6), über dessen Autor er angibt: *temporibus Severi principis, qui ostendabat duritiam morum, Sammonicus Serenus, vir saeculo suo doctus* (»zu Zeiten des Kaisers Severus, der eine Strenge der Sitten aufwies, [war] Sammonicus Serenus *der* Gelehrte seines Jahrhunderts«; *Saturnalia* 3,1,6); in einem Werk habe sich dieser an die *sanctissimi Augusti* (»heiligsten Augusti«; *Saturnalia* 3,17,4) gewandt. Noch der Politiker, Bischof und Schriftsteller Sidonius Apollinaris (um 430–489) nimmt auf die *Res reconditae* Bezug (*Carmen* 14, pr. 3). Einen Sammonicus als Autor eines solchen Werks nennt schließlich der byzantinische Historiker Johannes Lydos (490 – nach 560) in seinem Werk über die römischen Staatsämter (*De magistratibus* 3,32) als Σαμμωνικὸν τὸν Ῥωμαῖον ἱστορικόν, ὃς πρὸς Διοκλητιανὸν καὶ Γαλέριον τὸν γέροντα Περὶ Ποικίλων Ζητημάτων διελέχθη (»Sammonicus, den römischen Historiker, der vor Diokletian und dem alten Galerius über

Bunte Forschungen vortrug«), also unter den Kaisern Diokletian (284–305) und dem für die östliche Reichshälfte zuständigen *Augustus* Galerius (305–311); letzterer war dies übrigens 306–307 gemeinsam mit Severus II. als dem für die westliche Reichshälfte zuständigen *Augustus*. Wenn man Johannes Lydos folgt, war der von Macrobius genannte Severus also Severus II. und die *sanctissimi Augusti* waren dieser und Galerius; dann wird man Serenus Sammonicus ins frühe 4. Jahrhundert datieren (vgl. Mastandrea 2002).

Eine deutlich frühere Zeitstellung vertritt demgegenüber die freilich oft unzuverlässige, wohl in Kenntnis von Macrobius' *Saturnalia* entstandene römische Kaisergeschichte, die als *Historia Augusta* bekannt ist. Sie nennt den Sammonicus Serenus als Gelehrten bereits des frühen 3. Jahrhunderts und als Lehrer der Söhne des Septimius Severus (Kaiser 193–211): des Geta und des Caracalla. Ersterer *Sereni Sammonici libros familiarissimos habuit, quos ille ad Antoninum scripsit* (»ist mit den Werken des Serenus Sammonicus sehr vertraut gewesen, die dieser dem Antoninus [Caracalla] gewidmet hat«; *Historia Augusta, Geta* 5,6). Der Gelehrte habe eine Bibliothek von 62 000 Bänden besessen (*Historia Augusta, Gordiani* 18,2) und selbst *libri plurimi ad doctrinam* (»sehr viele Bücher zur Gelehrsamkeit«) verfasst. Im Bruderzwist zwischen den Söhnen des Septimius Severus, in dem sich Caracalla durchsetzte, habe letzterer nicht nur Geta ermorden lassen; auch *nonnulli etiam cenantes, inter quos etiam Sammonicus Serenus* (»einige weitere bei einem Essen, darunter auch Sammonicus Serenus«) seien getötet worden (*Historia Augusta, Caracalla* 4,4). Der Ruf als Gelehrter und ein gleichnamiger Sohn hätten Serenus Sammonicus überlebt; noch Severus Alexander (Kaiser 222–235) habe ihn neben Cicero und Horaz (s. u. S. 27f) als seinen Lieblingsautor bezeichnet (*Historia Augusta, Alexander* 30,2).

Nun gibt es freilich überhaupt keinen Beleg dafür, dass dieser im frühen 4. (oder der *Historia Augusta* zufolge schon im 3.) Jahrhundert berühmte Gelehrte Serenus Sammonicus mit dem Quintus Serenus genannten Autor des *Liber medicinalis* identisch ist, selbst wenn sich diese Auffassung in das größte moderne Lexikon des Lateinischen, den *Thesaurus Linguae Latinae*, eingetragen hat. Akzeptiert man die Überlegung, dass Serenus ein Pseudonym ist und sich nicht auf den Mediziner Galenos bezieht, sondern den Namen eines in der Spätantike berühmten Gelehrten (nicht aber Arztes) nutzt, wird man das Werk in das frühe 4. Jahrhundert datieren, in dem Serenus' Name offenbar wohlbekannt war und mit großer Gelehrsamkeit in Verbindung gebracht wurde. Wie bei den der Heilkunst gewidmeten Werken des Damigeron, Plinius und Apuleius, auf die man eigentlich mit Pseudo-Damigeron, Pseudo-Plinius und Pseudo-Apuleius Bezug nehmen müsste, wäre beim vorliegenden Autor dann von Pseudo-Serenus zu sprechen. Sicher ist der Bezug auf Serenus Sammonicus freilich nicht, und so nennen wir den Autor des *Liber medicinalis* mit den Handschriften auch künftig nur Quintus Serenus.

Wie ist der *Liber medicinalis* überliefert?

Der Text von Serenus' *Liber medicinalis* war in der Spätantike offenbar nicht weit verbreitet. Zwar gibt es gewisse Anklänge im Buch *De medicamentis*, das unter dem Namen des Marcellus Empiricus bekannt ist und meist dem gleichnamigen Amtschef (*magister officiorum*) am Hof des Theodosius I. (Kaiser 379–395) zugeschrieben wird, doch genügen diese Anklänge nicht für einen Beweis der Nutzung von Serenus' Werk durch Marcellus (Smolak / Fischer 1997, 319). Man hat

auch vermutet, dass der um 400 wirkende Arzt Theodorus Priscianus, dessen Werk *Euporista* in Buch 2 (*Logica: De stomachi variis accidentibus,* »Über verschiedene Beschwerden des Magens«; 2,29.84) zu Serenus v. 300ff vergleichbare Angaben macht, Serenus kannte, aber nicht nannte (Vollmer 1916, 56), doch sind auch diese Parallelen zu unspezifisch, um eine solche Annahme plausibel zu machen.

Nachweislich genutzt wurde das Werk hingegen in der Zeit Karls des Großen (König 768–814, ab 800 Kaiser). Im Katalog der Bibliothek im Kloster Reichenau von 842 findet sich der Eintrag:

in XXXI libello de arte medicinae metris versibus Iacobus nomine ad Karolum rem scribebat, comprehendens capitula LXII.

Im 31. Band hat (ein Werk) über die Kunst der Medizin in metrischen Versen Jakobus namentlich für König Karl (ab)geschrieben, umfassend 62 Kapitel. (ed. Holder 1918, 95)

Der im Katalog genannte Band ist zwar verloren, doch gibt es eine ebenfalls 62 Kapitel umfassende, von einem Schreiber namens Jakobus angefertigte Abschrift des Serenus-Textes in einem Codex aus dem frühen 9. Jahrhundert, der einst in St. Gallen lag und heute in der Zentralbibliothek in Zürich als Ms. C 78 bewahrt wird. Diese als »Codex A« bezeichnete Handschrift bietet auf fol. 57^{v} ein (im vorliegenden Band u. S. 162f wiedergegebenes) Gedicht des Schreibers Jakobus, der vielleicht mit dem aus anderen Quellen bekannten *notarius* Jakobus am Hof Karls d. Gr. 787–792 identisch ist (Bischoff 1965, 45 = 1981, 154). Es schließt mit den Zeilen:

inclitus, invictum Christi virtute tropheum
qui regit, haec fieri Karlus rex namque modestus
mandat, ut in saeclis rutilet sophisma futuris;
legit enim famulus stilo animoque Iacobus.

> Der berühmte, das unbesiegte Siegeszeichen Christi mit Tugend regierende König Karl, der doch auch bescheidene, hat den Auftrag erteilt, dass in künftigen Jahrhunderten das Weisheitswerk glänzt; gelesen hat es freilich mit Stift und Sinn der Diener Jakobus. (ed. Dümmler 1881, 97f; vv. 17–20)

Offenkundig wird so, dass Karl selbst den Auftrag zur Abschrift gab. Im Codex A folgen (nach einer noch auf fol. 57^v stehenden Überschrift *incipiunt capitula*) auf fol. 58^r–59^v insgesamt 62 Kapitelüberschriften (es »fehlen« im Vergleich zur vorliegenden Ausgabe die Kapitelnummern und -überschriften XLV und LXIV) sowie dann auf fol. 59^r–82^v der Text des *Liber medicinalis* (nur vv. 100–101 sind offenbar um ein paar Zeilen verrutscht). An anderer Stelle im Codex A, nämlich fol. 114^v–116^r, finden sich zeitgenössische Scholien (also Erläuterungen), die unten (S. 164–173) wiedergegeben sind und veranschaulichen, was man seinerzeit verstand, aber auch, was man missverstand.

Ebenfalls aus der Zeit Karls d. Gr. stammt eine andere Abschrift, in der vv. 136, 250, 457, 502, 665, 944 und 1049 fehlen; diese Abschrift, für die man die Bezeichnung »Codex B« gefunden hat, ist zwar verloren, war aber direkte oder indirekte Vorlage einer Vielzahl von Abschriften vor allem des 9. bis 11. Jahrhunderts; spätere Kopien ergänzen dann aus Codex A einige der in Codex B fehlenden Verse.

Der Reichenauer Katalogeintrag und Codex A mit seinen Scholien sind damit der erste sichere Beleg für eine Rezeption von Serenus' *Liber medicinalis* zur Zeit Karls. Um die Mitte des 9. Jahrhunderts zitiert der Mönch Mico Centulensis (Micon von Saint-Riquier, † um 853) zehn Zeilen aus Serenus' Werk (ed. Traube 1886, 266), und vielleicht (zur Forschungsdiskussion s. u. S. 190) gehört in jene Zeit auch ein unter dem Namen des Benedictus Crispus (Bi-

schof von Mailand 681–725) tradiertes, mit 241 Hexametern recht kurzes Lehrgedicht zur Medizin, das in v. 209 Serenus als eine seiner Vorlagen nennt: *asseruit Quintus vera ratione Serenus* (»bestätigt hat dies mit wahrer Vernunft Quintus Serenus«, ed. Migne 1848 [= *Patrologia Latina* 89], 374). Die sogenannte »Karolingische Renaissance« mit ihrer Rückbesinnung auf das antike Erbe und dessen Weitergabe ist also der erste Höhepunkt der Rezeption von Serenus' Werk.

Einen zweiten Höhepunkt der Rezeption gibt es dann erst wieder in der frühneuzeitlichen Renaissance im 15. und 16. Jahrhundert, in der Serenus' Lehrgedicht vielfach kopiert und bereits eine Generation nach der Erfindung des Buchdrucks mit beweglichen Lettern im Druck verbreitet wurde. Auf die in Venedig 1474 erschienene erste Buchausgabe (*editio princeps*; vgl. Bellettini 2011) folgten noch im 15. Jahrhundert zwei weitere Editionen (so Phillips 1985), im 16. dann mehr als ein Dutzend – ein deutliches Anzeichen für das Interesse an diesem antiken Text in der Renaissance.

In den darauf folgenden Jahrhunderten hingegen fand Serenus kaum noch eine Leserschaft; ein zu Beginn des 20. Jahrhunderts publiziertes, einflussreiches Handbuch der Geschichte der Medizin etwa zählt ihn zu der Gruppe medizinischer Schriftsteller, »welche den letzten Jahrhunderten der römischen Kaiserzeit angehörig mit ihren nach Form und Inhalt höchst unbedeutenden Machwerken den Verfall der römischen Heilkunde deutlich genug kennzeichnen« (Pagel 1902, 622). Übersetzungen liegen nur vor ins Französische (Baudet 1845; Pépin 1950), Italienische (Lombardi 1963; Ruffato 1996) und Russische (Schulz 1961). Proben einer deutschen Übersetzung hatte zwar 1866 der Meißener Arzt und Stadtphysikus Johann Gottlieb Thierfelder (1799–1867) in der als *Küchenmeisters Zeitschrift* bekannten

Publikation – der *Zeitschrift für Medicin, Chirurgie und Geburtshilfe unter besonderer Mitwirkung mehrerer der Herren Docenten und Ministerialreferenten in Sachsen und Thüringen herausgegeben von Friedrich Küchenmeister und Heinrich Ploss* – vorgelegt; die dort für den Fall von »Beifall« erwogene Publikation ist aber nicht erfolgt, so dass es bisher keine deutsche (und übrigens auch keine englische) Übersetzung gab.

Welche Kenntnisse setzt Quintus Serenus voraus?

In seinem Werk setzt Serenus einige Kenntnisse voraus, über die seine zeitgenössische Leserschaft verfügte und die im Folgenden kurz erklärt werden sollen, damit auch ein heutiges Lesepublikum den Text gut verstehen kann. Auf die nachfolgenden Abschnitte wird in der Übersetzung mit einem hochgestellten Buchstaben verwiesen. Weitere Erläuterungen stehen in der Übersetzung in runden Klammern.

A – Antike Autoren

Der große griechische Ependichter Homer (um 700 v. Chr.), den Serenus nach seiner angeblichen Heimat Maionien (s. u. S. 34) *Maeonius* nennt, erscheint, da das vierte Buch seiner *Ilias* als Heilmittel eingesetzt werden kann (v. 907) – vielleicht, weil in diesem Buch (*Ilias* 4,193–217) wiedergegeben wird, wie der Arzt Machaon Wunden versorgt. An griechischen Autoren erwähnt Serenus sonst nur drei vorsokratische Philosophen: den Pythagoras von Samos (6. Jh. v. Chr.) allein wegen des von seinen Anhängern beachteten Verbots, Bohnen zu essen (v. 734), den (wohl versehentlich)

als »Tragödiendichter« vorgestellten Philosophen Pherekydes von Syros (6. Jh. v. Chr.) wegen seiner Todesart (v. 59) und den (übrigens auch in Apuleius' *Herbarius* 2 als Autorität genannten) Demokritos von Abdera (um 460 – um 380 v. Chr.) wegen eines Rezepts (v. 568).

Aus der frühen römischen Literatur nennt Serenus den Komödiendichter Titus Maccius Plautus (um 254 – um 184 v. Chr.; v. 425), auf dessen Komödie *Curculio* 220 er zudem anspielt (v. 402), und Plautus' Zeitgenossen Titinius (v. 1038), den ersten Vertreter der sog. *fabula togata* (einer besonderen Art von Komödie). Außerdem erscheint der Dichter Quintus Ennius (239–169 v. Chr.), den Serenus einmal (v. 706) nennt und aus dessen Werken er zitiert: *Satiren* 69 in v. 819 und *Annalen* 370 über Fabius Cunctator (s. u. S. 32) in v. 1094.

An Prosa-Autoren erscheinen bei Serenus der gelehrte Marcus Terentius Varro (116–27 v. Chr.; v. 844), der Redner, Philosoph und Staatsmann Marcus Tullius Cicero (106–43 v. Chr.; v. 53), der Historiker Titus Livius (59 v. Chr. – 17 n. Chr.), auf dessen (uns sonst verlorenes) 103. Buch des Geschichtswerks Serenus verweist (v. 721), sowie einmal der bereits oben (S. 9) genannte Plinius (v. 845), dessen Werk, wie wir gesehen haben, Serenus' Hauptquelle ist.

Im Vergleich zu all diesen Autoren bietet aber vor allem die Dichtung aus dem 1. Jahrhundert v. Chr. und der Zeit des Kaisers Augustus die für Serenus und sein Publikum wichtigste Anregung. Dies zeigen die zahlreichen intertextuellen Bezüge, die im nächsten Abschnitt erschlossen werden.

B – Intertextuelle Bezüge

Serenus bereitet seiner Leserschaft das Vergnügen des Wiedererkennens von Zitaten und Anspielungen auf große

lateinische Dichtung. Außer Bezugnahmen auf die Komödie *Curculio* des Plautus und auf die Satiren des Ennius (s. o. S. 27) finden sich intertextuelle Bezüge vor allem zu dem seiner Thematik nahestehenden Werk *De rerum natura* des Titus Lucretius Carus (Lukrez; um 95 – um 53 v. Chr.). Den Autornamen und das 4. Buch des Werks nennt Serenus einmal direkt (v. 606); angespielt wird auf Buch 1,489 in v. 927, auf Buch 2,152 in v. 255, auf 2,805 in v. 943 und auf 2,1174 in v. 1078, auf Buch 3,774 in v. 1078, auf Buch 4,532 in v. 257 und auf 4,1028 in v. 74, auf Buch 5,225 in v. 1029, auf 5,827 in v. 1078 und auf 5,944 in v. 558 und schließlich auf das letzte vorliegende, nämlich 6. Buch des Lukrez mit 6,1114 in v. 128.

Ebenfalls namentlich erwähnt wird von Serenus einmal Quintus Horatius Flaccus (Horaz; 65–8 v. Chr.) mit seinen *Satiren* (2,4,28 in v. 528f). Ausschließlich auf deren zweites Buch spielt Serenus wiederholt an: auf 2,3,126 in v. 32, auf 2,3,163 in v. 26 und v. 388, auf 2,4,27 in v. 514, auf 2,6,63 in v. 734 und auf 2,6,68 in v. 706. Aus dem Werk des Horaz bezieht sich Serenus außerdem auf die *Oden*, nämlich auf 2,2,13 in v. 494, auf 2,2,15f in v. 510 und 512, auf 3,12,1 in v. 911 sowie auf 3,19,21 in v. 77, und schließlich (nur) auf das erste Buch der *Briefe*, nämlich auf 1,6,28 in v. 26 und in v. 388 und auf 1,19,7 in v. 706.

Nicht namentlich genannt, aber mit intertextuellen Bezügen als bekannt vorausgesetzt werden bei Serenus sodann Gaius Valerius Catullus (Catull; 1. Jh. v. Chr.), Publius Vergilius Maro (Vergil, 70–19 v. Chr.) und Publius Ovidius Naso (Ovid; 43 v. Chr. – um 17 n. Chr.): Auf Catulls *Carmen* 42,49 spielt v. 798 an, auf 61,34f v. 1073. Bei Vergil setzt Serenus eine Kenntnis der *Bucolica* (Eklogen) voraus (auf 2,52 bezieht er sich in v. 555, auf 5,68 in v. 952, auf 7,41 in v. 427), außerdem eine Kenntnis der *Georgica* (auf 1,78 in v. 24, auf 2,128 in

v. 1053, auf 3,170f in v. 483, auf 3,283 in v. 1053, auf 3,530 in v. 57, auf 3,564 in v. 81, auf 4,1 in v. 262, auf 4,79 in v. 585 und auf 4,279 in v. 225) sowie des großen Epos der *Aeneis* (auf 6,266 in v. 785, auf 10,136 in v. 584, auf 11,572 in v. 1036).

Für Ovid schließlich erwartet Serenus eine Kenntnis der gleich noch näher zu behandelnden mythischen Gestalten in den *Metamorphosen* (auf 1,521 bezieht er sich in v. 2, auf 3,396 in v. 58, auf 8,650 in v. 592 und auf 15,65 in v. 58) und wohl auch eine des Werkes *Ex Ponto* (auf 3,9,29 kann sich nämlich v. 58 ebenfalls beziehen). Auf Dichtung, die jünger ist als die des Ovid, gibt es hingegen keine intertextuellen Bezüge; eine Imitation der *Cynegetica* 164 des Marcus Aurelius Olympius Nemesianus (3. Jh. n. Chr.) in v. 1029 ist unwahrscheinlich (s. Phillips 2002), da hier offenkundig allein auf Lukrez (s. o. S. 28) Bezug genommen wird.

Serenus' Leserschaft wird die meisten dieser Stellen wiedererkannt haben; in der vorliegenden Übersetzung sind die Bezüge jeweils in runden Klammern angegeben.

G – Götter und andere mythische Gestalten

So wie sich Serenus in seiner Sprache (s. o. S. 13) und in der Auswahl der von ihm herangezogenen Autoren auf das antike Rom bezieht, so sind auch die (heidnischen) Götter und andere mythische Gestalten bei ihm allgegenwärtig. Das sich zu seiner Zeit ausbreitende Christentum ignoriert er – falls er es kannte – völlig; vielleicht impliziert sein steter Bezug auf die vorchristliche Welt aber auch eine Auseinandersetzung mit der neuen Religion.

Die Urgestalten in der griechischen Mythologie sind Uranos (lateinisch *Coelus*, der Himmel) und Gaia (*Tellus*, die Erde). Gaia soll Orion, einen übereifrigen Jäger, der alle

wilden Tiere der Welt töten wollte, mit einem Skorpionstich getötet haben (v. 864), der daraufhin zu einem Sternbild geworden sei. Ein Sohn von Uranos und Gaia ist bei Homer Okeanos (lateinisch *Oceanus*), der sowohl Ursprung der Welt ist als auch der Strom, der die Welt umfließt. Zu dessen Söhnen gehören Nereus, der mit seiner Gattin Doris die Nereïden hervorbrachte; eine *Nereia lympha* (»Nereus-Nymphe«) ist eine dieser Nereïden (v. 680); *lympha* steht sehr häufig auch einfach für Süß-, *Doridis humor* (»Doris' Flüssigkeit«) einmal (v. 909) für Meerwasser. Von Okeanos' Bruder Kronos (*Saturnus*) stammt u. a. Demeter (*Ceres*) ab, die Göttin der Fruchtbarkeit der Erde und des Getreides (daher kann Getreide auch einfach als *Ceres* bezeichnet werden; vv. 684 und 975), vor allem aber der Göttervater Zeus (*Iuppiter*).

Mit Metis hatte dieser die Tochter Athene (*Minerva*), die Göttin u. a. der Weisheit und des Handwerks. Die sterbliche Weberin Arachne forderte die Göttin zum Wettstreit im Weben heraus, gewann zwar, wurde aber von der Göttin in eine Spinne verwandelt (v. 957). Mit der Gabe des Ölbaums setzte Athene mit dem Beinamen Pallas sich im Wettstreit um die Schirmherrschaft der Stadt Athen durch; als *sucus Palladis* (»Saft der Pallas«) kann daher Olivenöl bezeichnet werden (vv. 457 und 986).

Mit Dione (*Diona*) hatte Zeus Homer zufolge die Tochter Aphrodite (*Venus*), die Göttin der Schönheit und der Liebe (v. 911); als »Venus-Lippe« (*Veneris labrum*; v. 999) wird die Wilde Karde (s. u. S. 35) bezeichnet. Ein Sohn des Zeus und der Maia war Hermes (*Mercurius*), der bei Serenus aber nur als Namensgeber des *Mercurialis* genannten Bingelkrauts (s. u. S. 35) erscheint (vv. 515 und 613).

Mit Leto (*Latona*) hatte Zeus u. a. den Sohn Apollon (*Apollo*), den auch Phoibos (*Phoebus*) genannten Gott der Musen (v. 1); sein wichtigstes Heiligtum lag im griechischen

Delphi (s. u. S. 33); daher wird der dem Apollon heilige Lorbeer als *Delphica frons* (»delphisches Laub«) bezeichnet (v. 185). Ein Sohn des Apollon ist Asklepios (*Aesculapius*), der deshalb als »Phoibos-Nachkomme« (*Phoebigenus*; vv. 181 und 360) bezeichnet werden kann. Asklepios war der – von Serenus häufig, nie aber namentlich angeführte – Gott der Heilkunst (vv. 3, 8, 160, 325, 472, 551, 1010 und 1060), für den es ein wichtiges Heiligtum in Epidauros auf der Peloponnes (v. 5, daher *Epidaurius* v. 768) gab, weitere in Pergamon in der Aiolis (v. 5), Aigai in Kilikien (v. 5) und auf dem Berg Ida auf Kreta (v. 424).

Ebenfalls ein Sohn des Zeus ist Dionysos (*Bacchus*), der Gott des Weines und des Rausches. Serenus nennt ihn mit dem Namen *Bacchus*, aber auch in der Form Iakchos (*Iacchus*) sowie mit dem Beinamen Lyaios (*Lyaeus*, »Löser« von Sorgen) und einmal (nach dem heiligen Bezirk Lenaios auf der Agora von Athen) *Lenaeus*. Als Geber von Wein erscheint er seltener (*Bacchus* vv. 197, 500, 682 und 704; *Lyaeus* v. 840; *Lenaeus* v. 492), häufiger stehen die Namen übertragen für Wein (*Bacchus* vv. 82, 225, 505, 567, 625, 778, 821, 902, 954, 975, 1012 und 1085; *Iacchus* vv. 511, 539, 596 und 675; *Lyaeus* vv. 150, 375, 397, 499, 549, 701, 815, 876, 1067 und 1072).

In den Mythenkreis um den Krieg um Ilion (*Troia*) führt Serenus mit der Nennung des bedeutendsten griechischen Kämpfers Achilleus (*Achilles*), des Sohnes des Peleus, aus Larissa (auf seine Lanze wird daher v. 830 mit *Larissaea* verwiesen). Auf dem Weg nach Troja hatte Achilleus mit seiner Lanze den Telephos verwundet; die Heilung der Wunde war einem Orakel zufolge nur durch den Verursacher – in diesem Fall durch den Rost der Lanze – möglich.

Pyramus und Thisbe hatte Ovid (*Metamorphosen* 4,55–166) in die Literatur als Liebespaar eingeführt, das sich (wie

später Romeo und Julia) wegen der Feindschaft ihrer Eltern nicht begegnen darf: Unter einem Maulbeerbaum fällt eine Löwin Thisbe an; aus Verzweiflung über ihren vermeintlichen Tod ersticht sich Pyramus, woraufhin sich die Beeren des Baums von weißen zu blutroten verwandeln (v. 548). In die Welt der von Ovid bearbeiteten *Metamorphosen* (6,438–485) führt schließlich auch die Bezeichnung der Schwalbe als *Progne*: Prokne, eine Tochter des attischen Königs Pandion, war nämlich in eine Schwalbe verwandelt worden (v. 1014).

H – Historische Figuren

Neben den oben (S. 26f) schon behandelten Autoren nennt Quintus Serenus auch historische Figuren, so den römischen Feldherrn Quintus Fabius Maximus Verrucosus (um 275 – 203 v. Chr.) wegen des zwar ungenannt bleibenden, aber als bekannt vorausgesetzten Beinamens *Verrucosus* (»warzig«; v. 1093); er wurde auch *Cunctator* (»Zauderer«) genannt, da er im Zweiten Punischen Krieg (218–201 v. Chr.) durch sein bewusstes Verzögern einer direkten Auseinandersetzung mit Hannibal dessen Kampfkraft entscheidend schwächte. Auch der Politiker, Feldherr und Diktator Lucius Cornelius Sulla Felix (um 138 – 78 v. Chr.) erscheint bei Serenus, freilich nur wegen seiner Todesart (v. 62), ebenso wie der Redner und Senator Quintus Hortensius Hortalus (114–50 v. Chr.; v. 257).

Außerdem nennt Serenus den wegen seines Gegengifts in der Antike berühmten König von Pontos und Gegner Roms, Mithridates VI. Eupator (132–63 v. Chr.; v. 1061, vgl. v. 1068), und seinen Überwinder, den römischen Feldherrn Gnaeus Pompeius Magnus (106–48 v. Chr.; v. 1063); auf den bei Plinius (*Naturalis historia* 22,120) wegen einer Heilung von Fußgicht genannten, sonst unbekannten Sextus

Pomponius bezieht sich Serenus hingegen nur als »jemanden« (v. 786). Schließlich erscheint der Arzt Philon von Tarsos (v. 392), dessen Verse über ein Gegengift auch bei Galen (*De compositione medicamentorum secundum locos* [XIII 267–268 Kühn]) zitiert sind.

O – Orte und Länder

Rom steht am Anfang von Serenus' Werk: Auf die Stadt spielt er mit dem Tarpeïschen Felsen, der südlichen Spitze des Kapitols, an (v. 7). Süditalien erscheint mit Weinsorten aus Aminea (v. 539) und Falernum (vv. 612 und 766). Aus den Hybläischen Bergen westlich von Syrakus auf Sizilien stammte besonderer Honig (v. 199). Westlich von Italien weiß Serenus von Sardinien wegen des »Sardonischen Krauts« (Hahnenfuß; v. 427), auf der iberischen Halbinsel vom Gebiet der Vettoner in ihrer Mitte wegen des »Vettonischen Krauts« (Betonie; vv. 201, 821, 841 und 1072) und von der Baetica in ihrem Süden wegen eines besonderen Salzes (v. 1105). Das punische Gebiet in Nordafrika steht für purpurrote Farbe (v. 647 und 918).

Östlich von Italien erwähnt Serenus in Illyrien die Stadt Orikon (Orikum im heutigen Albanien) wegen der dort wachsenden Terebinthen (Terpentinpistazien; v. 584) und in Griechenland, dessen Sprache er zweimal nennt (vv. 364 und 932), das wegen seines Honigs berühmte Attika (v. 269), Delphi, den Ort des berühmten Apollon-Heiligtums (v. 185), sowie auf der Peloponnes Epidauros mit dem Asklepios-Heiligtum (vv. 5 und 768). Die Insel Samos wird wegen einer besonderen Art von Topf genannt (v. 671) und auf Kreta erwähnt Serenus Kydonia (heute Chania) im Nordwesten der Insel als Heimat der Quitte (v. 435) sowie

den zentralen Berg Ida als Ort der Verehrung des Heilgottes Asklepios (v. 424). Paphos auf Zypern ist die Heimat der Göttin Aphrodite mit ihren Attributen, den Tauben (v. 727).

In Kleinasien bezieht sich Serenus an der Westküste der heutigen Türkei auf zwei weitere Heiligtümer dieses Gottes: in Aigai (Kilikien; v. 5) und in Pergamon (Aiolis; v. 5). Bithynien im Nordwesten der heutigen Türkei wird wegen seines Weines genannt (v. 701), Maionien (Lydien) im Binnenland südlich davon als Heimat des Ependichters Homer (s. o. S. 26; v. 907). Damaskus (heute Dimaschq) in Syrien erscheint als Herkunftsort von Pflaumen (v. 517) und Tyros in Phoinizien (heute Sūr im Libanon) von Wolle (v. 801), Persien als Heimat des *Persicus* genannten Pfirsichs (vv. 400 und 567) und Ägypten, auf das sich Serenus wegen der Insel Pharos vor Alexandria auch als *Pharius* (»pharisch«) bezieht, als Ursprungsland des Beschreibstoffes Papyrus (vv. 139 und 635; s. o. S. 14).

P – Pharmaka und Heilmittel

Quintus Serenus empfiehlt fast ausschließlich Heilmittel, die in der Natur und in Haus und Hof tatsächlich gut zu beschaffen (*euporista*, s. o. S. 15) waren (und übrigens fast alle etwa auch in dem zu Serenus zeitgenössischen Werk des Palladius über das Bauernjahr genannt sind), allen voran Heilmittel aus Pflanzen wie Kräutern (*herba*) und Gemüse (*holus*). Genutzt werden je nach Pflanze Beere (*acinus, baca*), Blatt (*folium*) oder Laub (*frons*), Blüte (*flos*), Kleie (*furfur*), Korn (*granum*), Saft (*sapor, sucus*), Samen (*semen*), Schote (*siliqua*), Stängel (*gramen*), Strunk (*caulis*), Wurzel (*radix*) oder Zwiebel (*bulbus*).

Genannt werden Alraune (*mandragora*), Ampfer (*lapathum*), Andorn (*prasion, marrubium*), Basilikum (*ocimum*),

Bertram (*pyrethrum*), Bete (*beta*), Betonie (*Vettonica*), Kleine Bibernelle (*saxifraga*), Bilsenkraut (*hyoscyamus, insana herba*), Bingelkraut (*Mercurialis*), Bockshornklee (*siliqua*), Bohnenkraut (*cephalotes, thymbra*), Brennnessel (*urtica*), Brombeere (*rubus*), Dill (*anesus, anethus*), Dinkel (*far*), Diptam (*dictamum*), Distel (*carduus*), Efeu (*chamaecisson, hedera*), Erve (*ervum*), Farn (*filex*), Fenchel (*marathrum, fenuculum*), Gerste (*hordea*), Ginster (*genesta*), Gladiole (*phasganium*), Hahnenfuß (*Sardonica*), Heiligenkraut (*abrotonum*), Holunder (*sabucus*), Wilde Karde (*cardus*, »Venus-Lippe«; s. o. S. 30), Katzenminze (*nepeta*), Kichererbse (*cicer*), Knoblauch (*alium*), Kohl (*brassica, caulis*), Koriander (*coriandrium*), Kostwurz (*costum*), Krapp (*rubia*), Kümmel (*cuminus*), Lauch (*porrus*), Linse (*lens*), Lupine (*lupinus*), wilde Minze (*mentastrum*), Mistel (*viscus*), Mohn (*papaver*), Narde (*folium*), Narzisse (*narcissus*), Nieswurz (*elleborus*), Pilz (*boletus*), Platterbse (*ervilia*), Polei (*puleium*), Rauke (*eruca*), Raute (*ruta*), Rettich (*raphanus*), Riesenfenchel (*ferula*), Rohr (*calamus*), Rose (*rosa*), Rosmarin (*ros marinus*), Rübe (*rapa*), Salat (*lactuca*), Salbei (*elelisphagus*), wohl Schachtelhalm (v. 13), Schafgarbe (*millefolium*), Schilfrohr (*harundo*), Schöllkraut (*chelidonia*), Schwarzkümmel (*melanthum*), Sellerie (*apium*), Senf (*sinapis*), Spargel (*asparagus*), Veilchen (*viola*), Weizen (*triticum*), Wermut (*absinthium*), Wolfsmilch (*tithymallus, lactaria*) und Zwiebel (*cepa*).

Fast ebenso wichtig sind Heilmittel von Bäumen. Bei diesen werden neben den eben schon zu den Pflanzen genannten Teilen auch der Stamm (*stirps*) mit Rinde (*cortex*) und Bast (*liber*), dazu Ast (*ramus*) und Zweig (*virga*) sowie Setzling (*talea*) genutzt, ferner Harz (*resina*) mit den Harztropfen (*gutta*), aber auch Obst (*poma*) und Nüsse mit ihren Schalen (*carina, putamen*), zudem auch die Mistel (*viscum*).

Angeführt werden Ahorn (*acer*), Apfelbaum (*mela*), Balsam (*balsama*), die (laut Plinius, *Naturalis historia* 13,45) nach

ihrem Entdecker benannten Nikolaos-Datteln (*Nicolaus*), Eiche und Wintereiche (*quercus, robor*), Erle (*alnus*), Esche (*fraxinus*), Feige (*Carica, ficus*) und Wilde Feige (*caprificus*), Kastanie (*castanea*), Kirsche (*cerasum*), Korkeiche (*suber*), Lorbeer (*Delphica frons*) und Wilder Lorbeer (*oleaster*), Mandel (*amygdala*), Mastix (*lentiscus, mastix*), Pappel (*populus*), Pfirsich (*Persicus*), Pflaume (*pruna Damascena*), Pinie (*pinus*), Platane (*platanus*), Quitte (*Cydonia*), Speierling (*sorbum*), Storaxbaum (*styrax*), Tamariske (*myrica*), Terpentinpistazie (*terebinthus*), Ulme (*ulmus*), Walnuss (*iuglans*), Weide (*salix*), Weihrauch (*tus*), Zeder (*cedrus*) und Zypresse (*cupressus*).

Tier und Mensch (*homo, femina, virgo*) können ebenfalls Heilmittel bereitstellen, in erste Linie Nutztiere wie Geflügel (*volucris*), namentlich Huhn (*gallus, galla, gallina, pullus*), Gans (*anser*), Schwalbe (*hirundo, Progne*; s. o. S. 32) und Taube (*columba*), insbesondere aber Schaf (*agnus, aries*) und Ziege (*capella, capra, haedus, hircininus*), Esel (*asella, asinus*) und Pferd (*equus*), Schwein (*porca, suillus*) und vor allem Rind (*bovis, bucula, taurus, vitulus*).

Genannt werden auch am oder im Haus lebende Tiere wie Fledermaus (v. 664), Hund (*catulus*), Maus (*mus*), Spinne (*Arachne*; s. o. S. 30), Spitzmaus (*sorex*), Wanze (*cimex*) und Zecke (*ricinus*), auf dem oder im Boden lebende Tiere wie Grille (*gryllus*), Natter (*aspis*), Raupe (*eruca*), Regenwurm (*vermis*), Salamander (*salamandra*), Schildkröte (*testudo*), Schlange (*anguis*), Schnecke (*concha*) und Viper (*vipera*). Es erscheinen auch wild lebende Tiere wie Bär (*ursus*), Dachs (*meles*), Geier (*vultur*), Haubenlerche (*galerita*), Hirsch (*cervus*), Rebhuhn (*perdix*) und Wiesel (*mustela*). Hinzu kommen am oder im Tümpel (*stagnum*) lebende Tiere wie Blutegel (*hirudo*), Frosch (*rana*), Schwan (*cygnus, olor*) und Taucher (*mergus*) sowie aus dem Meer Koralle (*coralium*), Miesmuschel (*mitulus*), Muschel (*cochlea*), Purpurschnecke

(*conchylium, murex*), Schwamm (*spongia*) und Tintenfisch (*saepiola*). Außerdem werden spezielle Heilmittel genannt, für die exotische Tiere genutzt wurden: Elefant (*elephas*) und Kamel (*camelus*).

Fast alle Teile eines Tieres können als Heilmittel dienen: Genannt werden der ganze Körper (*corpus*) ebenso wie sein Fleisch (*caro*), Blut (*cruor, sanguis*), Fett (*adeps*) und Talg (*sevum*), dazu innere Organe und ihre Produkte wie Galle (*fel*), Herz (*cardo*), Hirn (*cerebrum*), Lab (*coagula*), Leber (*iecur*) mit dem Leberlappen (*fibra*), Lunge (*pulmo*) und Milz (*splen*). Hinzu kommen äußere Körperteile und tierische Produke wie Haar (*coma, crines*), Horn (*cornus*), Huf und Kralle (*unguis, ungula*), Schwanz (*cauda*) und nicht zuletzt Wolle (*lana, vellus*), insbesondere frische (*sucidus, sucosus*). Selbst Teile eines Tierfötus (*fetus*) werden als Heilmittel eingesetzt.

Bemerkenswert häufig werden Mittel der heute so genannten Dreckapotheke eingesetzt, darunter Ausscheidungen wie Ausfluss (*profluvium*), Speichel (*saliva*), Kot und Mist (*caenum, fimus, purgamenta, stercor*), Urin (*urina*) und allgemein Schmutz (*sordes*).

Auch Erde und Wasser sind schließlich Grundlage für einige Heilmittel: Erde (*terra*), Boden (*solum*), Staub (*pulvis*) und Asche (*cinis*), auch heiße Asche (*favilla*) und Sand (*harena*), dann Wasser (*aqua, Doridis humor, humor, imber, lympha, pluvia, maris sudor, umor, unda*). Vergleichsweise selten werden Bodenfunde und Mineralien eingesetzt: Alaun (*alumen*), Bernstein (*electrum*), Bleiweiß (*cerussa*), Eisen (*ferrum*), Grünspan (*aerugo*), Kalk (*calx*), auch gebrannter Kalk (*calx viva*), Ruß (*fuligo*), Salz (*sal*), aktiver Schwefel (*sulphur vivum*), Smaragd (*smaragdus*), Soda (*nitrum*) und nicht näher bestimmbare Schwamm- und Spiegelsteine (*spongites, specularis*).

Als Heilmittel oder für deren Darreichung dienen meist Speis und Trank, so Speise (*esca*), darunter Brühe (*ius*) und Suppe (*sorbitio*), Mehl in verschiedenen Ausmahlungsgraden (*farina, pollen, similago*) und Olivenöl (*oleum*), auch mit Rosen versetzt (*rosatum*); als Trank ist nach dem Wasser Wein am wichtigsten (auch spezielle Arten; s. o. S. 33 zu Aminea und Falernum), auch der *Passum* genannte Süßwein sowie nicht mit Wasser vermischter (*durus, merus*) oder mit Meerzwiebeln versetzter Wein (*scillinus*), ferner Essig (*acetum*). Besondere Heilmittel sind Bodensatz (*faex*) von Wein oder Essig sowie Hefe (*fermentum*), außerdem der teure und als Heilmittel geltende Pfeffer (*piper*). Den Bienen verdankt der Mensch Wachs (*cera*) und Honig (*mel*), aus dem auch *Mulsum* (eine Art Honigwein) hergestellt wird, den man wie Wein mit Süßwasser (*aqua mulsa*) oder mit Meerwasser (*thalassomeli*) versetzt trinken kann. Aus vergorenen Fischen wird die Würzsoße *Garum* hergestellt, aus Milch (*lac*) Molke (*serum*) und Käse (*caseus*).

Verfügbar sind auch Achsenschmiere (*axungia*, meist aus Schweineschmalz hergestellt), Salbe (*unguen*) und Seife (*sapo*), aber auch aus Papyrus hergestelltes Papier (*charta, papyrus*; s. o. S. 14 und 34), sowohl als Objekt als auch als Beschreibstoff für magische Formeln (*carmina*) wie das eingangs (S. 7) genannte Abracadabra oder auch Homers *Ilias* (s. o. S. 24). Eigens hergestellte zusammengesetzte Heilmittel (*syntheseis, compositiones*) werden hingegen kaum genannt; erwähnt werden nur eine Auflage, deren Bestandteile mit Pech verklebt sind (*dropax*, Pechpflaster), ein aus zehn ungenannt bleibenden Bestandteilen zusammengesetztes Medikament (v. 471), das als *dekamoiron* oder *dekamyron* bekannt war, aufgeschlagener Schaum (*spuma*), ein Gegengift gegen Schlangenbisse (*theriacus*) sowie Zahnpulver (v. 234), dem vor Erfindung der Zahnbürste besondere Bedeutung zukam.

Q – Quantitäten, Maße und Gewichte

Angaben zu Quantitäten sind bei Serenus recht selten. Bei den Hohlmaßen ist das Grundmaß der Eimer (*congius*, etwa 3 l). Ein Sechstel eines Eimers ist 1 Krug (*sextarius*), der seinerseits aus 2 Schoppen (*hemina*) oder 12 Schöpfkellen (*cyathus*) oder 48 Löffeln (*cochlear*) besteht. Bei den Gewichten ist das Grundmaß das Pfund (*libra*, etwa 330 g), das aus 12 Unzen (*uncia*) besteht; eine Unze entspricht 8 Drachmen (*dragma*) oder 24 Skripeln (*scrupulae*); letztere werden auch bei Hohlmaßen als kleinste messbare Einheit (etwa im Sinne von Quäntchen) angesehen.

Der *Liber medicinalis* als Fenster zur antiken Welt

Die Welt des Quintus Serenus ist mehr als anderthalb Jahrtausende alt und uns in mancher Hinsicht fremd. Doch sind uns viele der genannten Krankheiten von Kopfweh und Migräne (vv. 11–30) bis zu Warzen und Hämorrhoiden (vv. 1092–1107) auch aus eigener leidvoller Erfahrung vertraut, ebenso Ödeme (»Wassersucht«; vv. 493–512) und Tierbisse (wenngleich wir anders als die Antike mit der Maus kein Tiergift mehr in Verbindung bringen; vv. 879–881). Auch die in wiederholten Schüben auftretenden Fieber (vv. 895–946), die wir mit dem Sammelbegriff Malaria bezeichnen, sind noch nicht überall besiegt.

Andere Beschwerden sind freilich heute dank verbesserter Hygiene oder aufgrund des medizinischen Fortschritts gut behandelbar, ja sogar weitgehend verschwunden, so eine Vielzahl der im Werk genannten Beschwerden von Haar und Kopfhaut (vv. 31–110), von Zähnen und Zahnfleisch (vv. 223–252), sowie von Magen und Darm (vv. 513–557)

mitsamt den Darmwürmern (vv. 558–573). Gegen einige Augenbeschwerden (vv. 188–219) hilft heute eine (in der Antike noch nicht bekannte) Brille, gegen andere wie ein Glaukom (vv. 220–222) werden jetzt Operationen eingesetzt. »Heiliges Feuer« (Ergotismus; vv. 754–766) wird durch den Mutterkornpilz verursacht, der Getreide befällt, aber nun in den Mühlen entfernt wird. Mit Antibiotika behandelt man heute Krankheiten wie Tuberkulose (die häufigste Ursache der »Schwindsucht«; vv. 329–344), Skrofeln (eine Art von Hauttuberkulose; vv. 736–753) und Lepra (»Aussatz«; vv. 128–141) sowie in schweren Fällen auch Gallenbrechdurchfall (vv. 289–299), von dem eine Form nach dem antiken Begriff *cholera* seit dem 19. Jahrhundert »Cholera« genannt wird.

Die von Quintus Serenus genannten Mittel sollem dem Autor zufolge nicht nur bei Krankheiten helfen, sondern auch bei Zahnungsbeschwerden von Kleinkindern (vv. 554–557 und 1029–1039), bei kosmetischen Anwendungen wie der Färbung (vv. 43–55) oder der Entfernung von Haaren (vv. 655–673), nicht zuletzt aber auch bei Bissen von Menschen (vv. 819–823) oder bei Vergiftungen (vv. 1053–1077), ja sogar bei Verzauberungen von Kindern durch Hexen (vv. 1035–1038).

1669 war, wie wir eingangs (s. o. S. 7) gesehen haben, der berühmte Mediziner Thomas Bartholin zwar überrascht, aber doch überzeugt, dass ein Papier mit der Aufschrift des Abracadabra-Kegels für die Behandlung des Anderthalbtagefiebers tatsächlich medizinische Wirkung zeigt. Er sah im *Liber medicinalis* des Quintus Serenus noch guten medizinischen Rat. Wir sind heute sicher anderer Auffassung und werden dieses Heilmittel und andere Ratschläge des antiken Autors nicht mehr für richtig, ja teils sogar für gefährlich halten.

Eine direkte Umsetzung des hier gebotenen ärztlichen Rats ist also ausgeschlossen. Doch bietet uns das im vorliegenden Band erstmals in deutscher Übersetzung präsentierte Werk einen einmaligen Einblick in die Heilkunst und damit nicht zuletzt in den Alltag und die Mentalität der Spätantike.

Zu dieser Ausgabe

Die von Joanne H. Phillips 1985, 217 angekündigte Neuausgabe in der Reihe *Corpus Medicorum Latinorum* ist noch nicht erschienen. Die vorliegende Ausgabe folgt im lateinischen Text grundsätzlich der letzten in derselben Reihe erschienenen kritischen Edition des Werks von Friedrich Vollmer 1916, weicht von ihr aber v. a. mit jüngerer Forschungsliteratur (s. u. S. 187ff) an folgenden Stellen ab:

vv. 3–4: statt *qui ... nosti* lies *quae ... novit* (Reeve 2009)
v. 81: *papiro* ist zu halten (Révay 1921, 205)
v. 114: vor *membra* ist *quo unguine* zu ergänzen (Révay 1921, 205f)
v. 456: *inductio* ist zu *inducito* zu korrigieren (Vollmer 1918, 133)
v. 618: statt *at qui* †*olim* lies *at cui clam* (Révay 1921, 206)
v. 620: ein v. 619a ist nicht zu interpolieren, sondern v. 620 *puleium ex acido bene convenit imbre tepenti* zu lesen (Baur 1886, 32)
v. 650: statt †*laetatibi* lies *lactaria* (Révay 1921, 206f)
v. 684: statt *lymphis* †*et feralis* lies *lymphā et Ceres cum* (Révay 1921, 207f)
vor v. 736 Tit. und Cap. XXXIX: statt *panoi* lies *pano* (*panus*, Schwellung)
v. 834: statt *opellam* lies *ofellam* (Versehen bei Vollmer 1916)

Die unterschiedlichen Schreibungen von *caldus / calidus, coniunx / coniux, feniculum / fenuculum, humor / umor, nocte / noctu, nunnumquam / nonnunquam, phthiriasis / phthiriasin, quacumque / quacunque* und *sulfur / sulphur* sind beibehalten, der besseren Lesbarkeit halber aber sind (anders als bei Vollmer 1916) *u* und *v* unterschieden.

Zu ergänzende Textteile stehen in spitzen Klammern, in der Forschung noch nicht erklärte Lesarten sind mit † markiert. Am rechten Rand des lateinischen Texts ist die Verszählung vermerkt; hier finden sich auch Hinweise auf die in der vorliegenden Ausgabe (S. 164–173) wiedergegebenen karolingischen *Scholien* (s. o. S. 24). In der Übersetzung verweisen hochgestellte Buchstaben auf die entsprechenden Abschnitte dieser Einleitung (S. 26ff) zurück, in runden Klammern stehen die Belege für die intertextuellen Bezüge sowie weitere Erläuterungen.

Für die Aufnahme des Bandes in die Reihe danke ich Niklas Holzberg und Bernhard Zimmermann, für guten Rat bei der Erstellung der Druckvorlage Katharina Legutke und Florian Ruppenstein und für das Mitlesen der Korrekturen Johanna Leithoff, Lucas Rischkau, Otto Ritter und meiner lieben Frau Christiane.

Universität Erfurt, im Oktober 2016 Kai Brodersen

TEXT UND ÜBERSETZUNG

QUINTI SERENI
LIBER MEDICINALIS

CAPITULA

I Ad capitis curationem (vv. 11–25)
II Ad emigranium medendo (vv. 26–30)
III Ad porriginem depellendam (vv. 31–42)
IV Ad capillos tingendos (vv. 43–55)
V Ad pthiriasin arcende (vv. 56–70)
VI Ad porrigini papulis et scabiis arcendis (vv. 71–86)
VII Frenesi et capiti purgando (vv. 87–101)
VIII Defluxu capillorum (vv. 102–110)
IX Humoribus et perfrictionibus sedandis (vv. 111–127)
X Elefantiasi propellendae (vv. 128–141)
XI Cutis et faciei vitiis propellendis (vv. 142–160)
XII Aurium vitiis succurrendis (vv. 161–187)
XIII Oculorum dolores mitigando (vv. 188–222)
XIV Dentium vitio et oris fetori medendo (vv. 223–252)
XV Uvae faucibus <collo> et
quae mollienda sunt sanandis (vv. 253–288)
XVI Tussi et coleribus sedandis (vv. 289–299)
XVII Stomacho et digestioni (vv. 300–328)
XVIII Felli vomito et thisi (vv. 329–344)
XIX Mammis sanandis vel stringendis (vv. 345–366)
XX Reiectioni cibi aut sanguinis abstinendae (vv. 367–379)
XXI Iecoris et lateris vitiis medendis (vv. 380–401)
XXII Spleni curando (vv. 402–430)

DES QUINTUS SERENUS MEDIZINISCHER RAT

KAPITEL

Krankheiten des Körpers (»naturae vitia«; v. 789)

I Zur Kurierung des Kopfes
II Zur Heilung der Migräne
III Zur Beseitigung von Kopfgrind
IV Zur Färbung von Haaren
V Zur Abwehr der Läusekrankheit
VI Zur Abwehr von Kopfgrind, Papeln und Krätze
VII Bei Wahnsinn und zur Reinigung des Kopfes
VIII Bei Ausfall von Haaren
IX Zur Beruhigung mit Säften und Einreibungen
X Zur Vertreibung von Elephantiasis (Lepra)
XI Zur Vertreibung von Beschwerden an Haut und Gesicht
XII Zur Unterstützung bei Ohrenbeschwerden
XIII Zur Linderung von Augenschmerzen
XIV Zur Heilung von Zahnbeschwerde und Mundgeruch
XV Zur Genesung des Zäpfchens, des Rachens und dessen, was im Hals zu erweichen ist
XVI Zur Beruhigung von Husten und Gallenbrechdurchfall
XVII Für Magen und Verdauung
XVIII Bei Erbrechen von Galle und bei Schwindsucht
XIX Zur Genesung oder Straffung von Brüsten
XX Bei Abweisung von Speise oder zur Blutstillung
XXI Zur Heilung von Leber- und Seitenbeschwerden
XXII Zur Kurierung der Milz

XXIII Zur Genesung des Oberbauchs
XXIV Zur Genesung der Lenden und Nieren
XXV Zur Linderung von Bauchschmerz
XXVI Zur Vertreibung von Wassersucht (Ödemen)
XXVII Zur Erweichung des Bauches (bei Verstopfung)
XXVIII Bei Erweichung des Bauches (Durchfall) und zur Einschränkung der Dysenterie
XXIX Zur Austreibung von Spul- und Bandwürmern
XXX Zur Beruhigung des Kolon (bei Kolik)
XXXI Für die Blase und zur Reinigung von (Blasen)stein
XXXII Für Empfängnis und Geburt
XXXIII Bei Ausfluss von Blut aller Art und für die Gebärmutter
XXXIV Zur Abtötung von Behaarung aller Art
XXXV Zur Heilung aller Genitalien
XXXVI Bei Ischias und Gliederkrankheit
XXXVII Zur Heilung des Furunkels
XXXVIII Zur Aufhebung des Karbunkels
XXXIX Zur Vertreibung von Schwellung, Beulen und Skrofeln
XL Zur Entfernung von »Heiligem Feuer« (Ergotismus)
XLI Zur Heilung von Fußgicht

Schicksalsschläge (»fortunae iacula«; v. 790)

XLII Für mit Eisen oder Schlägen gemachte Wunden
XLIII Für bei beliebigen Unfällen gemachte Wunden
XLIV Bei Menschen- oder Affenbiss
XLV Bei Schlangenbissen und zum Ausschluss von Viperngift
XLVI Bei Skorpionstich und Biss von Spinne oder blinder Maus

Praefatio

Phoebe, salutiferum quod pangimus adsere carmen
inventumque tuum prompto comitare favore.
tuque, potens artis, reduces, quae tradere vitas
novit, et in caelum manes revocare sepultos,
qui colis Aegeas, qui Pergama quique Epidaurum,
qui quondam placida tectus sub pelle draconis
Tarpeias arces atque inclita templa petisti
depellens taetros praesenti numine morbos:
huc ades et quicquid cupido mihi saepe locutus
firmasti, cunctum teneris expone papyris.

I
Ad capitis curationem

balsama si geminis instillans auribus addas,
tum poteris alacrem capitis reparare vigorem.
vel quae septenis censentur gramina nodis *Schol.*
utiliter nectes vel corno ex arbore sertum.
puleiumve potens una super aure locabis
aut illud mixto coctum clementer aceto
cauta nare trahes; seu visco lintea nexo
induces fronti seu tritae gramina mentae;
spongia cum tepidis adnexa liquoribus imbris
profuit aut hedera ex oleo colata vetusto;
profuit et cocleis frontem tractare minutis. *Schol.*

Vorwort

Phoebus (Apollon[G]), nimm das heilbringende Lied an, das wir dichten, und begleite deine Erfindung (Ovid, *Metamorphosen* 1,521) mit bereitwilliger Gunst. Und du, Beherrscher der Kunst, die Leben zu bewahren verstand, führe die begrabenen Totengeister wieder herbei und rufe sie in den Himmel zurück, der du Aigai[O] bewohnst, Pergamon[O] und auch Epidauros[O], der du einst unter der Haut der Schlange als ruhiges Dach die Tarpeïsche[O] Burg und die berühmten Tempel aufgesucht hast, mit göttlicher Gegenwart die ekligen Krankheiten vertreibend: Hier nun sei anwesend – und was du mir Wissbegierigem oft im Reden bestätigt hast, das alles lege nun auf zarten Papyri[P] dar.

I
Zur Kurierung des Kopfes

Wenn man Balsam beiden Ohren tropfend hinzufügt, dann wird man die muntere Lebenskraft des Kopfes wiederherstellen können; oder man soll die Stängel, die nach sieben Knoten bezeichnet werden (Schachtelhalme?), nützlich verbinden oder eine Girlande aus Kornelkirschbaum; oder man wird die mächtige Polei über einem der Ohren anbringen oder jene mit Essig vermischt und sanft gekocht vorsichtig mit der Nase ansaugen; oder man soll ein Pflaster, mit Mistel verbunden, auf die Stirn legen oder zerriebene Minzenstängel; Schwämme, mit lauwarmem Nass des Regens benetzt, haben genützt oder Efeu, mit altem Öl geläutert; geholfen hat auch, die Stirn mit zerkleinerten Muscheln zu behandeln.

si nocuit cerebro violentia solis aperto,
saepe chelidonia ex acido perducta liquore
sanavit; prosunt et amica papavera somno,
si prius in lento madefacta terantur olivo.

II
Hemicranio medendo

portio si capitis morbo temptatur acuto,
alia diversam lana contecta per aurem
inducta prosunt et eodem balsama pacto;
alia vel ternis piperis terna addita granis
trita linis; certam dabit haec tibi cura salutem.

III
Ad porriginem depellendam

est insensibilis morbus, sed noxia formae,
cum caput immensa pexum porrigine ninguit,
copia farris uti frendentibus edita saxis.
hanc poterit malvae radix decocta levare;
aut tu fenuculum nitrumque et sulphura viva
contere, deinde caput permixtis ablue cunctis;
furfuribusve novis durum miscebis acetum,
ut varios crines tali des unguine puros;
prodest et tarda demptus testudine sanguis
et prodest cedro demissus ab arbore sucus.

Wenn dem unverhüllten Schädel die Gewalt der Sonne geschadet hat, dann hat oft Schöllkraut, in essigsaurem Nass getränkt, Heilung gebracht. Es nützt auch die Mohnpflanze, die Freundin des Schlafs (Vergil, *Georgica* 1,78), wenn sie, zuvor von trägem Öl durchnässt, zerrieben wird.

II
Zur Heilung der Migräne

Wenn ein Teil des Kopfes von akuter Krankheit angegriffen wird (Horaz, *Satiren* 2,3,163; *Briefe* 1,6,28), nützt einerseits Wollfilz, der in das gegenüberliegende Ohr eingeführt wird, wenn ihm Balsam dazugegeben wurde, andererseits nützen, zu drei Pfefferkörnern hinzugefügt, drei geriebene Leinsamen; sicher wird dir diese Kur Heilung bringen.

III
Zur Beseitigung von Kopfgrind

Es gibt eine nicht spürbare Krankheit, die aber der Gestalt schadet, wenn der Kopf mit maßloser Krätze belegt ist (Horaz, *Satiren* 2,3,126), mit einer Menge wie Mehl, das unter Mahlsteinen knirscht. Lindern kann dies eine abgekochte Malvenwurzel; oder man verreibe Fenchel, Soda und aktiven Schwefel miteinander und spüle dann den Kopf mit der gesamten Mischung ab; oder man vermische mit neuen Schuppen scharfen Essig, damit man die verschiedenen Haare mit dieser Salbe rein macht; es nützt auch Blut, von der langsamen Schildkröte genommen, und es nützt auch der Saft, der vom Zederbaum abgegeben wird.

desinet interea glomerari farrea nubis
cessabitque gravis crebrae porriginis imber.

IV
Ad capillos tinguendos

quos pudet aetatis longae, quos sancta senectus
offendit, cupiunt properos [si] abscondere canos
et nigrum crinem fuco simulare doloso,
his prodest acri contrita cupressus aceto
vel frons lentisci vel tristia poma sabuci;
lumbrici quoque terrestres miscentur olivo
et iuvenem praestant redivivo flore capillum.
praeterea niveum poterit depellere vultum
resina ex facili cera viscoque coacta.

ad rutilam speciem nigros flavescere crines
unguento cineris praedixit Tullius auctor.

si praegnans artus captivi soricis edit,
dicuntur fetus nigrantia lumina fingi.

Aufhören wird inzwischen die mehlige Wolke damit, sich zusammenzuballen, und ruhen wird der starke Regen des dichten Grindes.

IV
Zur Färbung von Haaren

Diejenigen, die sich ihres hohen Alters schämen und die das heilige Greisenalter stört, wollen die rasch ergrauten Haare abwehren und schwarzes Haar mit täuschender Färbung nachahmen; ihnen nützt Zypresse, mit scharfem Essig zerrieben, oder das Blatt des Mastixbaums oder die traurige Frucht des Holunders; auch sollen Erdwürmer mit Olivenöl vermischt werden: Sie machen das Haar wieder jung mit wiederbelebter Blüte. Außerdem kann das schneeweiße Antlitz ein Harz verbergen, das aus einfachem Wachs und Mistel verbunden ist.

Dass zu rotblonder Ansicht schwarze Haare mit einer Salbe aus Asche erblonden, hat bereits die Autorität (Marcus) Tullius (Cicero[A]) vorhergesagt.

Wenn eine Schwangere die Glieder einer gefangenen Spitzmaus isst, wird der Fötus – so sagt man – schwarze Augen ausbilden.

V

Ad pthiriasin arcendam

noxia corporibus quaedam de corpore nostro
progenuit natura volens abrumpere somnos,
sensibus et monitis vigiles intendere curas.
sed quis non paveat Pherecydis fata tragoedi,
qui nimio sudore fluens animalia taetra
eduxit, turpi miserum quae morte tulerunt.
Sylla quoque infelix tali languore peresus
corruit et foedo se vidit ab agmine vinci.
saepius ergo decet mordax haurire sinapi,
vel nitro ac sale permixtis acidoque liquore
laxatis, ut sint simul alia tangere corpus,
aut lacrimis hederae aut suco perducere cedri,
quin etiam furfur mixto medicatur aceto.
unda maris lendes capiti deducet iniquas
et quicquid crebri defendit silva capilli.

VI

Prurigini, papulis et scabie arcendis

inlotus sudor vel copia nobilis escae
saepe gravi scabie correptis asperat artus.
ergo lutum prodest membris adhibere fricatis,
quod facit ex asino saccatus corporis umor; *Schol.*
nec pudeat tractare fumum, quod bucula fudit;
stercoris ex porco cinerem confundito lymphis,

V
Zur Abwehr der Läusekrankheit

Eine für Körper schädliche Krankheit aus unserem Körper hat die Natur hervorgebracht, im Willen, den Schlaf zu zerbrechen (Vergil, *Georgica* 3,530) und den Sinnen und Gedanken wache Sorgen zu bereiten (Ovid, *Metamorphosen* 3,396 und 15,65; *Ex Ponto* 3,9,29). Wer hätte nicht Angst vor dem Schicksal des Tragödiendichters Pherekydes[A], der in allzu viel Schweiß strömend eklige Tiere hervorbrachte, die dann den Armen mit schimpflichem Tod fortgebracht haben? Auch Sulla[H], der Unglückliche, ging von solcher Schwäche verzehrt zugrunde und sah sich von einer abscheulichen Schar besiegt. Häufiger also soll der Beißer vom Senf schlürfen oder von aus Soda, Salz und Essigflüssigkeit verdünnten Mischungen, damit es zugleich anderes gibt, was seinen Leib berührt, oder er soll mit Efeutränen oder Zedersaft getränkt werden; ja selbst Kleie wird mit beigemischtem Essig verabreicht. Meerwasser soll die unguten Nissen vom Kopf abführen und auch, was immer der Wald des dichten Haupthaars verteidigt.

VI
Zur Abwehr von Kopfgrind, Papeln und Krätze

Nicht abgewaschener Schweiß oder eine Fülle edlen Essens macht bei den Betroffenen oft mit schwerer Krätze die Gelenke rau. Also nutzt es, auf die schmerzenden Glieder Schlamm aufzutragen, den das vom Esel gesammelte Nass (Lukrez 4,1028) macht; auch soll man ohne Scham den Dung behandeln, den eine junge Kuh ausgießt; Asche aus Schweinemist soll mit Wasser vermischt werden.

sic pavidum corpus dextra parcente foveto;
proderit ex oleo pulvis, quem congerit alte
dulcibus ex latebris patiens formica laborum;
convenit hinc tepido lita tradere corpora soli.

ferventes papulas papiro curato liquenti, *Schol.*
aut acido Baccho miscebis farra lupini *Schol.*
atque hinc in calido percurres membra lavacro.

pruritus autem salsos levat umor aceti
sive maris rabidi sudor cocleaeque minutae,
quarum contactu perimetur acerba libido.

VII
Phrenesi et capiti purgando

ex vitio cerebri phrenesis furiosa movetur
amissasque refert frendens amentia vires,
sive calens febris iactatos exedit artus
sive meri gustus seu frigoris efficit aura.

convenit calidis pecudum pulmonibus apte
tempora languentis medica redimire corona.
inlotis etiam lanis suffire memento
cerritum; saepe horrendi medicantur odores.

So soll der bebende Körper mit der knausernden Rechten (Horaz, *Oden* 3,19,21) gepflegt werden; nützen wird auch Staub in Öl, den hoch zusammengefügt hat aus den süßen Schlupfwinkeln die Ameisenarbeit; es nützt, dann die eingeriebenen Körper einer lauwarmen Sonne auszusetzen.

Die brennenden Papeln (Vergil, *Georgica* 3,564) soll man mit in Flüssigkeit gelöstem Papyrus[P] kurieren oder mit saurem Wein, mit Lupinenmehl vermischt, und darauf soll man die Glieder in einem warmen Bad massieren.

Scharfes Jucken aber lindert die Flüssigkeit des Essigs oder der Schweiß des wilden Meeres (Meerschaum), ebenso zerkleinerte Muscheln, durch deren Berührung die herbe Lust (des Kratzens) beseitigt wird.

VII
Bei Wahnsinn und zur Reinigung des Kopfes

Durch einen Fehler des Schädels wird eine wilde Raserei veranlasst und der knirschende Wahnsinn bringt verlorene Kräfte; oder ein heißes Fieber verzehrt die niedergeschlagenen Glieder; oder der Genuss von unvermischtem Wein oder ein kalter Wind bewirkt dies.

Nützlich ist es, dies durch Anlegen der heißen Lungen von Kleinvieh auf den Kopf des Patienten zu beheben. Man denke auch daran, den Wahnsinnigen mit ungewaschener Wolle zu wärmen; oft haben auch schreckliche Gerüche heilende Wirkung.

non semper praesens dolor est sanabilis; ergo 100
cura magis prodest venturis obvia morbis 101
atque ideo sanos etiam curarier est par. 95
purgatur cerebrum mansa radice pyrethri,
unguitur et sucis, dederit quos parva sabucus,
expressusque hederae mandatur naribus umor
aut mixtum rutae cerebro instillatur acetum.

VIII
Defluxu capillorum et maculis capitis tollendis

defluit expulsus morbo latitante capillus, 102
si raro lavitur; seu vis epota veneni
seu salamandra potens nullisque obnoxia flammis
eximium capitis tactu deiecit honorem. 105

nonnunquam variant maculae parvisque parumper
orbibus aspersum ducit nova vulnera tempus.
vipereae pellis cinerem his addito rebus
roboreasve pilas ursino iungito sevo *Schol.*
vel testudineo mala permulceto cruore. 110

IX
Umoribus et perfrictionibus sedandis

saepe ita pervadit vis frigoris ac tenet artus,
ut vix quaesito medicamine pulsa recedat.

Nicht immer ist der gegenwärtige Schmerz heilbar; also erweist sich eine Kur, die künftigen Krankheiten begegnet, als nützlich; daher ist es auch recht, dass Gesunde behandelt werden. Gereinigt wird der Schädel durch die zerkaute Wurzel des Bertram, gesalbt auch mit Säften, die der kleine Holunder gibt; verabreicht wird auch die ausgepresste Flüssigkeit aus Efeu(beeren) in die Nase oder es wird dem Schädel Essig aufgetropft, der mit Raute vermischt ist.

VIII
Bei Ausfall von Haaren und zur Entfernung von Flecken am Kopf

Es fließt, von einer verborgenen Krankheit vertrieben, das Haupthaar ab, wenn es selten gewaschen wird; oder die aufgesogene Gewalt von Gift oder der mächtige Salamander, dem Flammen nicht schaden, hat durch Berührung die herausragende Glorie des Kopfes herabgeworfen.

Manchmal färben auch Flecken (das Haar) und es bekommt die Schläfe, die für eine kurze Weile mit kleinen Kreisen belegt ist, neue Wunden. Asche einer Vipernhaut soll man bei diesen Dingen hinzufügen und Brombeerbeeren mit Bärentalg verbinden oder Äpfel mit Schildkrötenblut vermischen.

IX
Zur Beruhigung mit Säften und Abreibungen

Oft dringt die Kraft der Kälte ein und bedrängt die Glieder so sehr, dass sie kaum zurückweicht, selbst wenn sie mit einem ausgesuchten Heilmittel geschlagen wird.

si ranam ex oleo decoxeris, abice carnem,
<quo unguine> membra fove. parili ratione rigorem
urticae semen perceptaque frigora vincit.
et cervina potest mulcere medulla rigorem.
decoctum raphani semen cum melle vorabis.
sive fel ursinum tepefacta dilue lympha.
proderit hoc potu; seu cassis ostrea testis
usta dabit cinerem, qui pro sale sumptus in escis
decutiet gelidum calefacto vertice virus.
nonnullus liquidum sugit mulsumque sinapi
palatoque agitat pariter retinensque vomensque.
alia nonnulli mandunt oleive liquore
perfundunt calido cerebrum nasique latebras.
quidam lactucae credunt prodesse sapores.
curandi modus hic et suavis et utilis idem est.

X
Elephantiasi propellendae

est elephans morbus tristi quoque nomine dirus,
non solum turpans infandis ora papillis,
sed cita praecipitans funesto fata veneno.
huic erit adversus cedri de cortice sucus
mustelaeque cinis vel fusus sanguis ab illa.
nonnulli dixere serum prodesse bibendo.
mentastri folium potu apposituque salubre est,
nec frustra bulbos et sulfura iungit aceto,
qui cupit horribiles ad pristina reddere vultus.

Wenn man einen Frosch in Öl abgekocht hat, werfe man das Fleisch weg und reibe mit dieser Salbe die Glieder ein. In gleicher Weise besiegt die Steifheit und angenommene Kälte der Samen der Brennnessel. Auch Hirschmark kann die Steifheit lindern. Abgekochten Rettichsamen mit Honig soll man schlucken; oder man löse Bärengalle in angewärmtem Wasser auf. Nützen wird dies als Getränk; oder verbrannte Muschel aus leeren Muschelschalen wird Asche ergeben, die, statt Salz im Essen eingenommen, die zähe Kältekrankheit vertreiben wird, nachdem sie den Scheitel erwärmt hat. Mancher saugt Flüssigkeit und bewegt *Mulsum*[P] und Senf im Gaumen, zugleich bei sich haltend und ausspuckend (Gurgeln). Knoblauch essen manche oder sie reiben sich mit warmer Oliven-Flüssigkeit den Schädel und die Schlupfwinkel (das Innere) der Nase ein. Manche glauben, dass die Säfte von Salat nützen. Dieser Art von Kur ist angenehm und nützlich zugleich.

X
Zur Vertreibung von Elephantiasis (Lepra)

Es ist die Elephantiasis (Lukrez 6,1114; Aussatz, Lepra) schon durch den traurigen Namen schrecklich; sie verunstaltet nicht nur das Gesicht mit unsäglichen Papeln, sondern führt mit Unheil bringendem Gift auch rasch das Todesschicksal herbei. Dagegen wird sich der Saft von Zedernrinde als hilfreich erweisen, auch Wieselasche oder Blut von jenem. Manche haben gesagt, dass Molke, getrunken, nützlich sei. Das Blatt der wilden Minze ist als Trank oder Pflaster heilsam, und nicht vergebens verbindet Zwiebeln und Schwefel mit Essig, wer die fürchterlichen Antlitze zur früheren Gestalt zurückbringen will.

praeterea nitrum debes cum melle iugatum
spargere lacte bovis, varias sic unguere frontes.
cerussam et chartam, quam gens Aegyptia mittit, *Schol.*
ture simul misceque oleo, quod flore rosarum
conditum est: line sic faciem, sic redde salutem.

XI
Cutis et faciei vitiis propellendis

invida si maculat faciem lentigo decoram
nec prodesse valent naturae dona benignae,
erucam atque acidum laticem simul inline malis;
proderit et bulbus mellis dulcedine victus,
crudave dulcacido miscebis rapa liquori,
sanguine vel leporis morbus delebitur oris.
frons salicis cum flore suo contrita medetur.
saepiolae cineres ex ossibus omnia levant.
cygneos adipes hilaro misceto Lyaeo:
omne malum propere maculoso ex ore fugabis.

horrebit si livor atrox aut nigra cicatrix,
attrito sapone genas purgare memento.
rugarum sulcos lentisci mastice tendes.

si vero vitium est quod ducit ad impete nomen,
hoc matutina poteris cohibere saliva
seu folio platani, quod mansum mane vorabis.

Außerdem muss man Soda, mit Honig verbunden, mit Kuhmilch ausgießen und so die verschiedenen Gesichtsteile einsalben. Bleiweiß und Papier, das die ägyptische Volk schickt (Papyrus[P]), mische man mit Weihrauch und zugleich mit Öl, das mit Rosenblüten gewürzt ist: So reibe das Antlitz ein, und so bringe Heilung!

XI
Zur Vertreibung von Beschwerden an Haut und Gesicht

Wenn ein verhasster linsenförmiger Fleck das schöne Gesicht entstellt und auch die Gaben der wohlwollenden Natur nichts zu nützen vermögen, reibe man Rauke und essigsauren Saft zugleich auf die üblen Stellen ein. Nützen wird auch eine Zwiebel, von der Süße des Honigs besiegt; oder man soll rohe Rüben mit süßlicher Flüssigkeit vermischen; oder es wird mit Blut eines Hasen die Krankheit des Antlitzes beseitigt. Das Blatt einer Weide, mit ihrer Blüte zerrieben, wird heilen. Aschen aus den Knochen kleiner Tintenfische lindern alles. Schwanenfett soll man mit heiterem Wein mischen: Jedes Übel wird man rasch aus dem entstellten Antlitz vertreiben.

Wenn ein dunkler Hautfleck oder eine schwarze Narbe Schrecken verbreitet, denke man daran, die Wangen mit gemahlener Seife zu reinigen. Die Furchen von Runzeln behandele man mit Mastix vom Mastixbaum.

Wenn aber die Beschwerde die ist, die nach dem Andrängen (*impete*) ihren Namen hat (*impetigo*, Räude), wird man dies mit Speichel am Morgen verhindern können oder mit dem Blatt einer Platane, das man gekaut am Morgen verschluckt.

foeda fluunt curvi quae purgamenta cameli
urentur cineremque dabunt, iungentur aceto
mascula tura simul, divinaque cura valebit.

XII
Aurium vitiis succurrendis

cum saevus teneras dolor alte sauciat aures,
fraxinea in flammis fundit quem talea sucum
instilla sive obscaenos ex virgine rores
aut sucum, ex folio dederit quem populus alba.
saepe chelidoniae rapidum sociatur acetum
adiunctoque nitro procedit cura salubris.
mentastri liquor expressus conducere fertur.
infectum violis oleum bene consulit auri.
annosa rubros si legeris arbore vermes,
ex oleo tere; sic tepidos infunde dolenti.

si vero obstrusa sensus morietur in aure,
lumbricos terrae sevumque ex ansere rauco
excoque: vel veterem poteris dissolvere morbum.
fella bovis surdis etiam prodesse loquuntur,
si iungas olidae grave quod minxere capellae.

si vero incautas animal penetraverit aures,
proderit admixto pavidi fel muris aceto.

Die scheußlichen Ausscheidungen des gekrümmten Kamels, die abfließen, sollen verbrannt werden und Asche ergeben; mit Essig verbunden werden soll männlicher (edler) Weihrauch, und diese göttliche Kur wird wirksam sein.

XII
Zur Unterstützung bei Ohrenbeschwerden

Wenn ein wilder Schmerz die zarten Ohren heftig zerreißt, tröpfelt man den Saft hinein, den ein Eschen-Setzling in Flammen vergießt, oder auch das obszöne Nass (den Urin) einer Jungfrau oder den Saft, den aus ihrem Blatt die weiße Pappel abgibt. Oft soll man auch mit Schöllkraut beißenden Essig verbinden; dies wird mit hinzugefügtem Soda eine heilsame Kur ergeben. Der ausgedrückte Saft der wilden Minze ist, wie man sagt, auch nützlich. Mit Veilchen versetztes Öl ist guter Rat für das Ohr. Wenn man die roten Würmer auf einem bejahrten Baum sammelt, zerreibe man sie in Öl; so gieße man sie lauwarm in das schmerzende (Ohr).

Wenn aber der Hörsinn im Ohr erstirbt, koche man Regenwürmer und Talg eines heiseren Gänserichs aus: Selbst eine alte Krankheit wird man so auflösen können. Ochsengalle nützt – so sagt man – Ertaubten ebenfalls, wenn man sie mit dem verbindet, was an Schwerem (Kot) stinkende Zicklein ausgeschieden haben.

Wenn aber ein Tier in die ungeschützten Ohren eingedrungen ist, wird die Galle einer furchtsamen Maus nützen, mit Essig vermischt.

at si lympha nocens pervaserit, anseris aptus
immittetur adeps caeparum non sine suco,
qui gravis est oculis, sensum tamen auribus auget.

vis et Phoebigenae divinam discere curam?
si qua vel annosis confecta doloribus auris
plectitur, hoc uno medicamine cuncta vigebit;
alia tu septem numero septemque lupinos
cervinam dabis in testam, tum Delphica frondis
addatur, mixto totum fervescat aceto;
doctus eris tepidos illinc immittere rores.

XIII
Oculorum dolori mitigando

summa boni est alacres homini contingere visus,
quos quasi custodes defensoresque pericli
prospiciens summa natura locavit in arce,
sic tamen ut nullos paterentur desuper ictus
atque supercilio pavidi tegerentur opaco.

sed dolor immeritum lumen si forte lacessit,
lana madens oleo noctu conectitur apte
viventisve nepae lumen gestatur amicum. *Schol.*
ex folio caulis cineres confractaque tura
et laticem Bacchi fetae cum lacte capellae
desuper induces atque una nocte probabis.

Doch wenn eine schädliche Flüssigkeit eingeströmt ist, soll das Fett eines Gänserichs günstig eingeführt werden, nicht ohne den Saft von Zwiebeln, der den Augen schädlich ist, den Ohren aber den Gehörsinn mehrt.

Willst du auch die göttliche Kur des Phoibos[G]-Sohnes (Asklepios[G]) kennenlernen? Wenn irgendein Ohr geplagt wird, aufgerieben auch von jahrelangen Schmerzen, wird mit diesem einen Medikament alles geheilt werden: Man nehme sieben Knoblauchzehen und sieben Lupinen und lege sie in eine Hirsch-Gehirnschale, dann gebe man delphisches[O] Laub (Lorbeer) hinzu und erhitze das ganze, mit Essig vermischt; klug wird man sein, wenn man davon lauwarmes Nass eingießt.

XIII
Zur Linderung von Augenschmerzen

Das höchste Gut ist es, dass dem Menschen scharfsichtige Augen zuteil sind, welche die vorausschauende Natur gleichsam als Hüter und Verteidiger vor Gefahr am höchsten Punkt der Burg platziert hat, und zwar so, dass sie von oben keine Angriffe erleiden und von der dichten Augenbraue abgedeckt sind.

Wenn aber doch einmal in Schmerz das Augenlicht reizt, den dies nicht verdient hat, wird von Öl triefnasse Wolle nachts in geeigneter Weise aufgebracht; oder es wird das entsprechende Auge eines lebenden Krebses ausgerissen. Kohlblattaschen, zerbrochenen Weihrauch und das Nass des Bacchus[G] (Wein) mit der Milch einer trächtigen Ziege von oben heranführen und in einer Nacht anwenden.

Hyblaei mellis sucus cum felle caprino
subveniunt oculis dira caligine pressis.
Vettonicae mansus siccabit lumina sucus.

si tenebras oculis obducit pigra senectus,
expressae marathro guttae cum melle liquenti
detergere malum poterunt vel vulturis atri
fella, chelidonio fuerint quae gramine mixta;
haec etiam annosis poterunt succurrere morbis.

fel quoque de gallo mollitum simplice lympha
exacuit puros dempta caligine visus.
sive columbarum fimus <ad>miscetur aceto
seu fel perdicis parili cum pondere mellis.
vina chelidoniae simili ratione iugantur
efficiuntque suo praeclaros unguine visus,
aspera quin etiam mulcent et rupta reducunt.

si genus est morbi, miserum quod lumen adurit,
hic calor infuso mitescit lacte canino.

si tumor insolitus typho se tollet inani, *Schol.*
turgentes oculos vili circumline caeno.

anguibus ereptos adipes aerugine misce:
hi poterunt ruptas oculorum iungere partes.

Der Saft des hybläischen° Honigs mit Ziegengalle wird Augen helfen, die von einer schlimmen Trübung bedrückt werden. Eingenommener Saft der Betonie wird die Augen trocknen.

Wenn das träge Alter den Augen Dunkelheit bringt, vermögen ausgepresste Tropfen von Fenchel mit flüssigem Honig das Übel abzuwaschen oder auch die Galle des schwarzen Geiers, die mit Schöllkraut-Stängeln vermischt ist; dies kann auch bei jahrelang anhaltenden Krankheiten helfen.

Auch Galle vom Hahn, mit einfachem Wasser erweicht, hat schon nach Wegnahme der Verdunkelung reine Sicht bewirkt; oder aber man mischt Taubenkot mit Essig oder Rebhuhngalle mit einem gleichen Gewichtsanteil Honig. Weine soll man in gleicher Art mit Schöllkraut verbinden, und diese bewirken mit ihrer Salbe ganz klare Sicht, ja erweichen sogar Raues und führen Zerrissenes wieder zusammen.

Wenn die Art der Krankheit eine ist, die das betroffene Auge entzündet, wird Wärme durch Aufträufeln von Milch einer Hündin dies mildern.

Wenn eine ungewöhnliche Schwellung sich mit eitlem Stolz aufbläst, umstreiche man die geschwollenen Augen mit gemeinem Kot.

Aus Schlangen gerissenes Fett vermische man mit Grünspan: Dies wird die zerrissenen Teile der Augen wieder zu verbinden vermögen.

si vero horrendum ducent glaucomata plumbum,
spiritus alterius prodest, qui grana cumini
pallentis mandens visus exalat in ipsos.

XIV
Dentium vitio et oris fetori medendo

haud facile est acrem dentis tolerare laborem;
quo magis est aequum medicam pernoscere curam.

cum Baccho violas incoxeris, ore teneto.
mansus item prodest sucis oleaster acerbis;
hinc oscedo fugit, linguae quoque vulnera cedunt.
cum vino piper et nitro tepidum inde dolenti.
saepe chelidoniae suco vel lacte capellae
sanescunt dentes aut tauri felle iuvantur.
aut acidi latices clauso volvuntur in ore.
manditur apta rubus gingivis et bona labris.

lentiscus myrtusque emendant oris odorem.

quod vero assumpsit nomen de dente fricando,
cervino ex cornu cinis est, aut ungula porcae
torrida, vel cinis ex ovis, sed non sine vino,
muricis aut tosti vel bulbi extincta favilla.
ambitiosa putas? sunt ista salubria cunctis.

Wenn aber Glaukomata ein schreckliches Bleigrau heranbringen (grüner Star), nützt der Hauch einer anderen Person, die Körner des blassen Kümmels kaut und nun auf die Augen selbst aushaucht.

XIV
Zur Heilung von Zahnbeschwerde und Mundgeruch

Nicht leicht ist es, den heftigen Zahnschmerz zu ertragen; umso mehr ist es recht, eine medizinsche Kur zu kennen.

Mit Wein soll man Veilchen abkochen (Vergil, *Georgica* 4,279) und im Mund halten. Zerkauter wilder Ölbaum mit seinen herben Säften nützt ebenso; vor ihm flieht die Aphthe (Zahnfleischschwellung), es weichen auch die Wunden der Zunge. Mit Wein und Soda (gibt man) dann dem Patienten lauwarmen Pfeffer. Oft werden auch durch den Saft des Schöllkrauts oder durch Ziegenmilch die Zähne wieder gesund oder werden durch Stiergalle unterstützt; oder saure Flüssigkeiten werden im geschlossenen Mund hin- und herbewegt; man isst auch Brombeerstrauch, der für das Zahnfleisch geeignet und für die Lippen gut ist.

Mastix und Myrte verbessern den Mundgeruch.

Das Mittel aber, das seinen Namen vom Abreiben der Zähne hat (*dentifricum*, Zahnpulver), ist Asche aus einem Hirschhorn oder gedörrte Schweineklaue oder Asche aus Eiern, freilich nicht ohne Wein, oder die gelöschte Asche von verbrannter Meeresschnecke oder von Pflanzenzwiebel. Du hältst dies für übereifrig? Diese Mittel sind heilbringend für alle!

exesos autem dentes si forte quereris,
ure fimum muris, patulis et hiatibus adde;
vel cinerem dentis cervini extinguere aceto
convenit atque cavis immittere partibus apte.
prodest et pulvis lumbrici corpore tosto.

ora ambusta cibo sanabis lacte canino.
saepe etiam gelida gingivas collue lympha,
dentibus ut firmum possis servare vigorem.

si vero infandum proserpit ad intima vulnus,
permisceto salem parili cum pondere turis;
hinc tractato locum; miram experiere medelam.
aut tu sume pilam, quae caudis haeret ovinis;
haec siccata dabit molles et fracta farinas,
huius et attritu taetrum mulcebitur ulcus.

XV
Uvae faucibus collo et quae mollienda sunt medendis

aegrescunt tenerae fauces, cum frigoris atri
vis subiit vel cum ventis agitabilis aer
vertitur atque ipsas flatus gravis inficit undas
vel rabidus clamor, fracto cum forte sonore
plenum radit iter. sic est Hortensius olim
absumptus: causis etenim confectus agendis
obticuit cum vox domino vivente periret

Wenn man aber etwa hohle Zähne vorfindet, verbrenne man Mäusemist und füge ihn in die Spalten und Höhlungen; geeignet ist auch, die Asche von Hirschzähnen mit Essig zu löschen und in die hohlen Teile einzufügen. Es nützt auch ein Pulver aus dem verbrannten Körper eines Wurms.

Von Speisen verbrannte Münder wirst du mit der Milch einer Hündin heilen. Oft auch spüle man das Zahnfleisch mit kaltem Wasser, damit man für die Zähne eine feste Kraft bewahren kann.

Wenn aber die abscheuliche Wunde bis ins Innere (zur Zahnwurzel) vorgedrungen ist, vermische man Salz mit dem gleichen Gewicht von Weihrauch; dann behandele man die Stelle und wird ein wundersame Heilung erleben; oder man nehme ein Knäuel, das an den Schwänzen von Schafen hängt; getrocknet und zerbrochen wird es ein weiches Mehl ergeben, durch dessen Auftrag auch das eklige Geschwür beruhigt wird.

XV
Zur Heilung des Zäpfchens, des Rachens und dessen, was im Hals zu erweichen ist

Es erkrankt die zarte Kehle, sobald die Kraft der unheilvollen Kälte sich eingeschlichen hat oder die bewegliche Luft von den Winden umhergewirbelt wird und ihr heftiges Wehen selbst die Wogen beunruhigt (Lukrez 2,152) oder sobald ein wildes Geschrei, ist der Klang erst einmal geschwächt, den vollen Gang der Stimme aufreibt (Lukrez 4,532). So ist einst Hortensius[H] erfasst worden: Von den zu haltenden Gerichtsreden erschöpft verstummte er, als die Stimme für

et nondum extincti moreretur lingua diserti.
ergo omni studio quaeres inhibere dolorem.

simplicibus lymphis confunditur aerium mel,
additur excussus nivea similagine furfur;
decocta haec clauso simul exercentur in ore.
praeterea fauces extrinsecus unguere prodest
ursino et tauri sevo cerisque remissis,
omnia quae geminis aequabis lancibus ante.
disce etiam miram ex humili medicamine curam.
Attiaco melli iunges agreste papaver *Schol.*
decoctumque simul mandes mansumque vorabis.
crinitae porri radices quinque coquantur,
hinc aqua non fervens volvatur fauce sonora
nec tamen in stomachum descendat gutta patentem.

si vero adflictam languor deiecerit uvam,
tunc horas aliquot pronus recubare memento;
aut illam pulvis tosti relevabit anethi
aut cinis ex coclea vel torrida brassica flammis.

angina †vero mixtum sale poscit acetum,
quod refert clauso versatum agitare palato.

at si cervices durataque colla rigebunt,
– mira loquor – geminus mulcebitur unguine poples; *Schol.*
hinc longum per iter nervos medicina sequetur;
anseris aut pingui torpentia colla fovebis.

den noch lebenden Herrn verging und die Zunge des noch nicht ausgelöschten Gelehrten erstarb. Also suche mit allem Eifer, dem Schmerz Einhalt zu gebieten.

Mit einfachen Wässern wird luftiger Honig (Vergil, *Georgica* 4,1) vermischt, hinzugefügt wird Kleie, geschlagen aus schneeweißem Feinmehl; gleich wenn es abgekocht ist, soll es im geschlossenen Mund bewegt werden. Außerdem nützt es, die Kehle von außen mit Bären- und Stiertalg und mit verflüssigtem Wachs einzusalben; dies alles muss man zuvor in gleichen Anteilen vermischt haben. Lerne auch eine wunderbare Kur aus einem einfachen Heilmittel: Mit Honig aus Attika[O] verbinde wilden Mohn; abgekocht sollst du dies sogleich kauen und dann das Gekaute herunterschlucken. Man koche fünf Haarwurzeln von Lauch; darauf wende man Wasser, das nicht mehr heiß ist, in tönender Kehle, doch soll der Tropfen nicht in den offenen Magen hinabkommen (Gurgeln).

Wenn aber die Krankheit das befallene Zäpfchen (im Rachen) herabgedrückt hat, dann denke daran, einige Stunden auf dem Bauch liegen zu bleiben; entweder wird es ein Pulver aus verbranntem Dill wieder anheben oder Asche von einer Muschel oder in Flammen verbrannter Kohl.

Angina aber verlangt nach mit Salz vermischtem Essig, den im geschlossenen Gaumen gewendet zu bewegen zuträglich ist.

Wenn aber der Nacken und der verhärtete Hals starr sind, wird man – ich sage Wunderbares – die beiden Kniekehlen mit Salbe einreiben; von da folgt das Heilmittel über einen langen Weg den Bändern; oder man wird den steifen Hals mit Gänsefett pflegen.

inditur et valido multum lens cocta in aceto
aut caprae fimus ex bulbo aut cervina medulla:
hoc etiam inmotos flectes medicamine nervos.

quos autem vocitant tolles, attingere dextra *Schol.*
debebis, qua gryllus erit pressante peremptus.

XVI
Tussi et choleribus medendis

noxia si cholerum penitus saevire venena
perspicies, cocta lactucae fronde levabis,
proderit et caules adsumere saepe madentes.

interdum fauces tussi quatiuntur atroci:
alia tum sumis decocta et melle peruncta,
semina vel raphani permixto dulcia melle.
aut si fraxinea semen de fronde revellis,
interiora vora, vetitus contingere dente.
ovum melle teres domitum ferventibus undis
marrubiumve potens: haec faucibus optima sumes
frenabisque gravem facili medicamine tussim.

Aufgetragen wird auch Linse, viel gekocht in starkem Essig, oder Ziegenkot in Zwiebel oder Hirschmark: Mit diesem Medikament wird man auch unbewegliche Bänder wieder beweglich machen.

Was man aber *tolles* (Kropf, Schilddrüsenschwellung) nennt, das muss man mit der rechten Hand berühren, mit der zuvor eine Grille zerdrückt und zerkleinert worden ist.

XVI
Zur Beruhigung von Husten und Gallenbrechdurchfall

Wenn man die schädlichen Gifte des Gallenbrechdurchfalls heftig wüten sieht, wird man dies mit gekochten Salatblättern lindern; auch wird es nützen, häufig triefnassen Kohl zu kauen.

Manchmal wird der Rachen von grässlichem Husten erschüttert: Dann nimmt man abgekochten und mit Honig verriebenen Knoblauch oder süße Rettichsamen, mit Honig vermischt; oder wenn man Eschensamen aus dem Laub auswickelt, verschlucke man das Innere, doch verboten ist es, dies mit dem Zahn zu berühren. Man zerreibe mit Honig ein Ei, das in wallenden Wogen gezähmt (gekocht) wurde, oder mächtigen Andorn: Dies soll man als Bestes für den Rachen einnehmen und so mit einem leichten Heilmittel den schweren Husten zügeln.

XVII
Stomacho et digestioni

qui stomachum regem totius corporis esse
contendunt, vera niti ratione videntur.
huius enim validus firmat tenor omnia membra
aut contra eiusdem franguntur cuncta dolore.
quin etiam, nisi cura iuvat, vitiare cerebrum
fertur et integros illinc avertere sensus.

lactucae semen nigrae, quod lignea pila
triverit, admixto ieiunus sumito melle;
sed coclear trinum gustu tibi sufficit uno.
aut tritum semen raphani mulsumque iuvabit;
sive duae partes apsinthi ac tertia rutae
decoctis potantur aquis siliquaeque madentes,
semina vel marathri fetae cum lacte capellae;
puleium quoque decoctum curabit amice.
et potu et fotu stomacho conducit acetum.
seu cocleas undis calefactas ac prope victas
suppositis torre prunis vinoque garoque
perfusas cape; sed prodest magis esse marinas.

at male digestis si crapula saeviet escis,
ex pipere et calida florem de rore marino *Schol.*
ebibe; seu salibus piper adde et tenue cuminum,
quae coctis iunges epulis ac rapta vorabis.
aut cubitum pergens sucum cape tristis aceti.
ventriculus mergi tactus sale theriacusque
tosto pane super, piperis quoque pulvere multo
miscetur: capies divinum munus in istis.

XVII
Für Magen und Verdauung

Diejenigen, die behaupten, der Magen sei der König des ganzen Körpers, scheinen sich auf eine wahre Vernunft zu stützen. Dessen starke Haltung macht nämlich alle Glieder fest, gegen ihn aber werden sie alle mit Schmerz gebrochen. Man sagt sogar, er werde, wenn er nicht mit Sorgfalt behandelt wird, das Gehirn verderben und von dort aus alle Sinne verkehren.

Den Samen von schwarzem Salat, den ein hölzerner Mörser zerkleinert hat, nehme man, mit Honig vermischt, nüchtern zu sich; aber je drei Esslöffel[Q] genügen für eine Einnahme; oder es werden zerriebener Rettichsamen und *Mulsum*[P] helfen; oder man soll zwei Teile Wermut und drei Teile Raute, in Wasser abgekocht, trinken und triefnassen Bockshornklee oder Fenchelsamen mit der Milch einer trächtigen Ziege; auch Polei wird, wenn sie abgekocht ist, freundlich kurieren. Auch nützt Essig durch Trinken und Erwärmen dem Magen; oder man greife zu Muscheln, in Wasser erhitzt und fast gekocht, röste sie auf darunter liegenden Pflaumen und nehme sie, mit Wein und *Garum*[P] getränkt, zu sich; nützlicher ist es, wenn sie aus dem Meer stammen.

Wenn aber die Übelkeit nach schlecht verdauten Speisen wütet, trinke man in Pfeffer und heißem Wasser gelöste Rosmarinblüte; oder man füge zu Salz Pfeffer und zarten Kreuzkümmel, den man mit gekochten Speisen verbindet und heftig verschlingt; oder man nehme vor dem Schlafengehen den Saft von traurigem Essig ein. Der Magen eines Tauchers[P], von Salz berührt, und (also Gegengift auf geröstetem Brot (aufgetragen) und auch mit viel Pfefferpulver vermischt werden: Man wird göttlichen Dienst in ihnen erlangen.

proderit hoc stomacho, victas et concoquet escas:
grana peregrini piperis diffindito quinque,
Nicolao molli quae mane inserta capesses. *Schol.*

XVIII
Felli vomitu et pthisi

lutea si crescent et cunctis noxia fella,
alia parva novem, piperis tot permole grana,
quae cyatho diluta gari mandesque bibesque;
haec iterum septena capis, post denique quina.
praeterea caules, si frondet passa, sabuci
decoctos sale permisces ac spargis olivo;
tum capis ac tali auxilio fella horrida purgas.

prosunt et pelagi latices, quos pondere iusto
dulcibus adsocias lymphis mellique liquenti.
et niveus prodest ex ubere sucus asellae, *Schol.*
si tepido vinum infundas ac mella piperque.

at vomitum radix narcissi pota movebit.

si vero pthisis annoso sedet improba morbo,
intritas vino cocleas hausisse iuvabit.
proderit et veteris sevi pila sumpta suilli,
quo scapulas quoque perducit medicina salubris.

Folgendes wird dem Magen nützen und die eingenommenen Speisen verdauen: Man zerteile fünf Körner von ausländischem Pfeffer, stecke sie am Morgen in eine weiche Nikolaos-Dattel[P] und nehme sie zu sich.

XVIII
Bei Erbrechen von Galle und bei Schwindsucht

Wenn die Galle gelb und allen schädlich wächst, zermahle neun kleine Knoblauchzehen und ebenso viele Pfefferkörner; dies soll man in einer Schöpfkelle[Q] *Garum*[P] essen und trinken: Man wiederhole dies mit sieben, danach mit fünf. Außerdem vermische man Stiel vom Holunder, wenn er ausgebreitet grünt, abgekocht mit Salz, und besprenge ihn mit Olivenöl; dann nimmt man ihn und soll mit derartiger Hilfe die schrecklichen Gallen reinigen.

Es nützt auch das Nass vom Meer, das man in gleichen Gewichtsanteilen mit süßen Wässern und flüssigem Honig verbindet. Auch nützen der schneeweiße Saft aus dem Euter einer Eselin, wenn man ihn lauwarm in Wein gießt, und Honig und Pfeffer.

Erbrechen aber wird die als Trank eingenommene Wurzel der Narzisse herbeiführen.

Wenn aber die ungute Schwindsucht mit jahresalter Krankheit festsitzt, wird es nützen, in Wein hineingeriebene Muscheln zu schlucken. Nützlich sein wird auch die Einnahme einer Kugel aus altem Schweinetalg, mit dem eine heilsame Medizin auch die Schulterblätter behandelt.

XIX
Mammis sanandis vel stringendis

ubera fecundo valde lactentia suco
saepe sibi noxae nimium manando fuerunt:
faece igitur valida saevi reprimentur aceti.

post partum tumidas iniuste adsurgere mammas
interdum aspicies: harum mala commemoratur
murinum fimus ex pluvio sedare liquore.
sin autem clausas penitus dolor angit acerbus,
lumbricis terrae turgentes ungue corymbos.

si castigatas studium est praestare papillas,
ex hedera sertis ambas redimire memento,
protinus et raptas fumis mandare coronas;
anseris aut sevum pariter cum lacte tepenti
aut ovum inlinito, tulerit quod garrula perdix.
praeterea pluvio decocta papavera rore
haerescant, multis post absolvenda diebus.

vis et Phoebigenae caelestia sumere dona, *Schol.*
ubera cum taetris laniata doloribus horrent?
navis ramentum et quae nomine prasion herba est
et quae vulgari sermone insana vocatur *Schol.*
– Graecus hyoscyamon propria scit dicere lingua –
nec non et calami radix lapathique legumen
mixta dabunt miras – experto crede – medelas.

XIX
Zur Genesung oder Straffung von Brüsten

Brüste, die mit fruchtbarem Saft viel Milch haben, sind oft für sich selbst durch den allzu großen Milchfluss schädlich gewesen: Mit dem wirksamen Bodensatz von wildem Essig werden sie zurückgehalten.

Nach der Geburt sieht man die Brüste manchmal auf außergewöhnliche Weise strotzend: Deren Übel lindert – so heißt es – Mäusekot in Regenwasser. Wenn aber ein herber Schmerz die eingeschlossenen Brüste innen beengt, reibe man die strotzenden Brustwarzen mit Erdwürmen ein.

Wenn man bestrebt ist, straffe Brüste zu präsentieren, denke man daran, beide mit Efeugirlanden zu umwinden und gleich danach die abgenommenen Kränze dem Feuerqualm zu übergeben; oder man reibe Gänsefett in gleicher Menge mit lauwarmer Milch oder Ei ein, das ein geschwätziges Rebhuhn gelegt hat. Außerdem können in Regenwasser abgekochte Mohnblumen angehängt werden, die erst nach vielen Tagen abzunehmen sind.

Willst du auch die himmlischen Gaben des Phoibos[G]-Sohnes (Asklepios[G]) nehmen, wenn die zerfleischten Brüste mit ekligen Schmerzen schrecken? Splitter eines Schiffes und das Kraut namens *prasion* (Andorn) und das, was in allgemeiner Sprache *insana* heißt – der Grieche weiß es in seiner eigenen Sprache *hyoskyamon* zu nennen (Bilsenkraut) – und auch die Rohrwurzel und das Grüne von Ampfer wird man vermischt geben – glaube dem, der es erfahren hat – als wunderbare Heilmittel.

XX

Reiectioni cibi aut sanguinis abstinendae

si stomachus nondum concoctas expuit escas
et magis atque magis vitium recolendo valescit,
alia caedemus crebrumque trahemus odorem.

sin etiam rutilus referetur pectore sanguis,
sorbitio mentae, raphanus vel cocta iuvabit.
saepe lapis teritur – specularem nomine dicunt –
et mixtis hauritur aquis sistitque cruorem.
uritur interdum raptus de subere cortex, *Schol.*
et cinis ex calido prodest epota Lyaeo;
ovorum cinis aut coclearum aut denique melis
aut cinis ex salicum ramis prodesse putatur;
aut platani pilulas acri infundemus aceto: *Schol.*
nullus erit sanguis, quem non cibus iste moretur.

XXI

Iecoris et lateris vitiis medendis

si mollis iecoris fibras dolor angit acerbus,
protinus ex mulsa potanda elelisphagus herba est,
sumitur aut semen, quod fraxinus alta profudit, *Schol.*
vulturiive iecur vel ius perdicis apricae.
praeterea simili dragma pix dura piperque
franguntur; sic in mollito pulvere iuncta
egelidis miscentur aquis recreantque bibentem.
absinthi quoque decocti potabitur humor.

XX
Bei Abweisung von Speise oder zur Blutstillung

Wenn der Magen noch nicht verdaute Speise ausspuckt und die Beschwerde mehr und mehr zunimmt, indem sie wieder und wieder auftritt, wollen wir Knoblauch zerschneiden und den starken Geruch einatmen.

Wenn aber auch rötliches Blut aus der Brust hervorgebracht wird, kann eine Minzensuppe oder gekochter Rettich helfen. Oft wird ein Stein zerrieben – man nennt ihn mit Namen *specularis* (Spiegelstein) – und mit Wasser vermischt getrunken; er stillt den Blutfluss. Verbrannt wird gelegentlich die von der Korkeiche geraubte Rinde; auch Asche nützt, in heißem Wein getrunken; Asche von Eiern oder Muscheln oder aber von Dachs oder Asche aus Weidenzweigen nützt, wie man glaubt; oder wir begießen Platanenbällchen mit scharfem Essig: Es wird kein Blut geben, das diese Speise nicht aufhält.

XXI
Zur Heilung von Leber- und Seitenbeschwerden

Wenn ein herber Schmerz die Lappen der weichen Leber bedrängt, ist gleich zu Beginn Salbei-Kraut in *Mulsum*[P] zu trinken. Man nimmt entweder den Samen, den die hohe Esche vergießt, oder die Leber eines Geiers oder den Saft eines sonnigen Rebhuhns. Außerdem werden in dem gleichen Maß von einer Drachme[Q] hartes Pech und Pfeffer zerstoßen; so in weichem Pulver verbunden werden sie, mit lauwarmem Wasser vermischt, den Trinkenden erholen. Man trinke auch die Flüssigkeit von abgekochtem Wermut.

si latus immeritum morbo temptatur acuto,
accensum tingues lapidem stridentibus undis,
hinc bibis; aut aceris radicem tundis et una
cum vino capis: hoc praesens medicamen habetur.

quid referam multis conposta Philonia rebus,
quid loquar antidotus varias? dis ista requirat,
at nos pauperibus praecepta dicamus amica.

nec non et iecoris quaeretur fibra lupini *Schol.*
iungeturque simul costum foliumque piperque;
diluta quae duro dantur potanda Lyaeo.

est et vis morbi, quod »telum« commemoratur,
cum subito dolor insanus furit incitus ictu:
Persicus huic potum e nucleo dabit interiore;
quae mihi cura satis casu monstrante probata est.

XXII
Spleni curando

quando lien tumido circumligat ilia vinclo
et plena splenis demonstrant membra rigorem,
mollibus ex hederae tornantur pocula lignis:
hinc trahet adsuetos aeger quoscunque liquores.
aut viridis coctorum holerum potabitur unda.

Wenn die Seite unverdient von einem heftigen Schmerz betroffen ist (Horaz, *Briefe* 1,6,28; *Satiren* 2,3,163), soll man einen im Feuer erhitzten Stein in zischende Wogen tauchen und davon trinken; oder man zerreibt Ahornwurzel und nimmt sie zusammen mit Wein ein: Dies wird für ein wirksames Heilmittel gehalten.

Was soll ich Philons[H] Mittel, aus vielen Dingen zusammengesetzt, nennen, was verschiedene Gegengifte besprechen? Der Reiche soll nach denen suchen, wir aber wollen Rezepte nennen, die den Armen freundlich sind.

Ebenso soll man nach dem Lappen einer Wolfsleber suchen; zugleich verbunden werden sollen Kostwurz, Narde und Pfeffer; dann sollen sie in unvermischtem Wein aufgelöst zu trinken gegeben werden.

Es gibt eine Gewalt von Krankheit, die man als *telum* (Schuss) bezeichnet, wenn plötzlich ein wahnsinniger Schmerz wütet, durch einen Schlag verursacht: Der Pfirsich wird ihm einen Trank aus dem inneren Kern geben; diese Kur ist mir durch einen Fall erprobt, der sie hinreichend dargelegt hat.

XXII
Zur Kurierung der Milz

Wenn die Milz mit einem schwellenden Gürtel (Plautus[A], *Curculio* 220) die Eingeweide umschnürt und die vollen Glieder die Härte der Milz offenbaren, drechsele man Becher aus weichen Efeuholz: Daraus nehme der Kranke alle gewohnten Flüssigkeiten zu sich; oder es wird von gekochtem Gemüse grünliches Wasser getrunken.

proderit exsucto fluvialis hirudo cruore, *Schol.*
sive myrica potens seu ros cum pane marinus, *Schol.*
aut hederae sucus potu appposituque iuvabit.
nec non intactam ferro quam videris alnum,
huic liber eripitur ferro sine decoquiturque,
donec victarum pars tertia subsit aquarum:
hinc medico potu pulsus dolor omnis abibit.

nonnulli memorant consumi posse lienem, *Schol.*
si qui ervum semper ieiuno sumpserit ore.
arida ficus item fervente domatur aceto
et trita inlinitur, vel splen apponitur haedi.
marrubium in vino potum prodesse loquuntur.

praeterea piper ac nepetae cum flore et anethum
Nicolausque, apio ac boletus iungitur una:
horum decoctos latices potare salubre est.
puleium, abrotonum nitida cum mastice coctum
ac thymbrae speciem, quam commemorant cephaloten,
praedixit spleni deus Idae posse mederi.

dulcia Plautus ait grandi minus apta lieni.
splen tumidus nocet et risum tamen addit ineptum,
ut mihi Sardonicis videatur proximus herbis,
irrita quae miseris permiscent gaudia fatis.
dicitur exsectus faciles auferre cachinnos
perpetuoque aevo frontem praestare severam.

Nützen wird auch ein Blutegel aus einem Fluss mit seinem ausgesaugten Blut oder die mächtige Tamariske oder Rosmarin mit Brot; oder es wird Efeusaft helfen als Trank und als Auflage. Nicht weniger die Erle, die man noch unberührt vom Eisen (des Holzfällers) sieht; ihr wird der Bast ohne Eisen entrissen und abgekocht, bis ein Drittel des gewonnenen Wassers übrig ist: Davon wird, vom heilenden Trank geschlagen, jeder Schmerz fortgehen.

Manche erinnern daran, dass man die Milz abschwellen lassen könne, wenn man stets Erven mit nüchternem Mund zu sich nimmt. Ebenso soll man die trockene Feige in brausendem Essig zähmen und zerrieben auftragen; oder es wird die Milz eines Ziegenbocks aufgelegt. Andorn in Wein soll – wie man sagt – als Trank nützlich sein.

Außerdem verbindet man Pfeffer und Katzenminzenblüte sowie Dill und Nikolaos-Dattel[P], und zusammen mit Knoblauch zudem einen Pilz: Deren Absud-Flüssigkeiten zu trinken ist heilsam. Polei und Heiligenkraut mit glänzendem Mastix gekocht und die Art von Bohnenkraut, die man als *kephalotes* (»kopfig«) bezeichnet, kann, wie der Gott vom Ida[O] (Asklepios[G]) weissagte, der Milz Heilung bringen.

Plautus[A] behauptet, dass Süßes weniger gegen eine vergrößerte Milz geeignet sei; eine geschwollene Milz schadet und fügt dennoch unpassendes Lachen hinzu, so dass sie mir den Sardonischen[Q] Kräutern (Vergil, *Bucolica* 7,41; Hahnenfuß) am nächsten zu sein scheint, die vergebliche Freude mit traurigem Schicksal vermischen. Man sagt, dass einer, dem sie herausgeschnitten wurde, mit dem leichten Lachen aufhört und auf ewige Zeit eine ernste Miene macht.

XXIII
Praecordiis sanandis

languida si duro turgent praecordia morbo,
miscetur mulsae farris sextarius undae
nec non et lini tunsum siliquaeque legumen:
haec decocta simul nondumque tepentia nectes.
aut quae poma Cydon Cretaeis misit ab oris
cocta lines, durum ut possis mollire tumorem.
ocima praeterea bulbive linuntur amari.
proderit et lymphis corpus mersare marinis.
quin etiam catulum lactantem adponere membris
convenit: omne malum transcurrere fertur in illum;
cui tamen extincto munus debetur humandi.

humanos quoque contactus mala tanta sequuntur
et iunctus vitium ducit de coniuge coniux.
quod superest styraci iunges ramenta carinae
quodque decem ex rebus confit simul atque vocatur,
masticis addentur fractae iam mollia farra:
talibus auxiliis praecordia fota resident.

XXIII
Zur Genesung des Oberbauchs

Wenn der schlaffe Oberbauch durch eine harte Krankheit aufgeschwollen ist, soll man vermischen einen Krug[Q] von mit *Mulsum*[P]-Flüssigkeit versetztem Mehl, dazu das Zerstoßene von Leinsamen und das Grün von Bockshornklee: Hat man dies zusammen abgekocht, wird man, wenn es nicht mehr heiß ist, (den Oberbauch damit) verbinden; oder man wird die Frucht, die Kydon[O] von den Küsten Kretas schickt (Quitte), gekocht auftragen, damit man eine harte Schwellung erweichen kann. Außerdem werden Basilikum und bittere Zwiebeln eingerieben. Nützen wird es auch, den Körper in Meerwasser einzutauchen. Ja, es nützt sogar, einen kleinen, noch säugenden Hund auf die Glieder zu legen: Jedes Übel wird – so sagt man – auf jenen übertragen, wobei man ihn dann unbedingt töten und vergraben muss.

Auch auf Berührungen zwischen Menschen folgen so große Übel; ja, die Verbindung der Beschwerden führt von Ehepartner zu Ehepartner. Was man dann noch tun kann, verbinde man mit Storax die Splitter einer Nussschale und auch (das Heilmittel), das aus zehn Dingen zugleich zusammengestellt und (danach) benannt wird[P]; hinzugefügt werden sollen weiche Mehle bereits zerbrochenen Mastix-Harzes: Mit solchen Hilfsmitteln wird der erhitzte Oberbauch beruhigt.

XXIV
Lumbis et renibus sanandis

cum saevit penitus haerens iniuria lumbis,
igne lapis candens datur exultantibus undis:
hoc poteris potu tristem superare dolorem.
aut pice cum molli nitrum sulphurque et acetum
sucida lana rapit contacta calentibus isdem:
proderit hanc aegris crebro perducere membris.
aut caput asparagi cum vino sume vetusto
seu mavis adpone; modus conducit uterque.
aut adipe inmixtum lumbis inducito sulphur.

saepe chelidoniam cum suco Palladis addes
farraque quae tremulis prosunt sudantia flammis.
fertur amygdalinae sucus nucis esse bibendus:
pinsitur haec tepidoque absorbitur indita fonti.
aut tres ex vino cocleas fervescere coges
cumque suis domibus franges; piperis quoque grana
ter quina adicies potuque iuvaberis illo.
furfur item parca fuerit cum fervidus unda,
post oleo madidus saccis immittitur aptis,
quos vix passuris urentes addito membris.
prodest cervinae violens natura medullae.
nec nocuit ciceris cocti potasse liquorem;
aut mixtam teneris madidamque elelisphacon undis
contere tumque simul cum mastice confer anethum
quodque decem ex rebus componi ex nomine clarum est;
his continge locum; deus haec mihi certa probavit.

XXIV
Zur Genesung der Lenden und Nieren

Wenn in den Lenden innen eine tief hängende Beschwerde wütet, soll ein im Feuer erhitzter Stein in wallende Wogen gegeben werden: Mit diesem Trank wird man den traurigen Schmerz zu überwinden vermögen; oder mit weichem Pech zusammengebrachte Soda, Schwefel und Essig auf frischer Wolle raubt den so Glühenden den Schmerz: Es wird nützen, dies häufig den kranken Gliedern aufzutragen; oder man nehme einen Spargelkopf mit altem Wein ein oder lege ihn, wenn man dies lieber will, auf – beide Methoden nützen; oder man trage in Fett eingeführten Schwefel auf die Lenden auf.

Füge oft Schöllkraut mit dem Saft der Pallas[G] (Olivenöl) hinzu und Mehl, was den lodernden Flammen schwitzend nützt. Man sagt, dass der Saft der Mandelnuss zu trinken sei: Sie wird zerstampft, in lauwarmes Wasser gegeben und so geschlürft; oder man zwinge drei Muscheln, in Wein zu verkochen, und zerkleinere sie mitsamt ihren Häusern; auch soll man dreimal fünf Pfefferkörner hinzufügen und mit diesem Trank Heilung bringen. Ebenso soll heiße Kleie mit ein wenig Wasser versetzt werden, danach von Öl triefend in geeignete Säcke gelegt werden, die man so heiß auf die Glieder legen soll, dass es kaum erträglich ist. Es nützt die heftige Natur von Hirschmark. Auch schadet nicht, die Flüssigkeit von gekochte Kichererbse zu trinken; oder man zerreibe mit sanftem Wasser gemischten und triefnassen Salbei und bringe dann mit Mastix Dill zusammen, dazu auch das Medikament, das nach zehn Zutaten benannt[P] und berühmt ist; damit berühre die Stelle. Der Gott (Asklepios[G]) hat mir dies als sicher gebilligt.

XXV
Ventris dolori mitigando

si dolor insanus tota desaevit in alvo,
heminis tribus in lympha<e> validam coque rutam
atque apium, donec duplex pars desit aquarum:
potus erit medicus non detractante palato.

praeterea nivei sterilis testa uritur ovi;
quae postquam in taetram fuerit conversa favillam,
ex calidis potatur aquis et pota medetur.
nec non iungenda est utero nova virga myricae;
inlaesa haec ferro terraque intacta geratur.
aut medio ventris prodest aspargere terram,
quam signaverunt vestigia pressa rotarum.
proderit et pulvis facili sub cardine raptus.
quin etiam ex lymphis tritum potare cuminum
conveniet, quod iam nobis documenta probarunt.
menta quoque hoc pacto medicos dabit hausta sapores.

coeliacos autem recreabis pane salubri, *Schol.*
quem madido farre efficies ac mollibus ovis,
quorum testa fero prius evanescat aceto.
refert et teretes bulbos mollire terendo
cumque his Lenaei durum potare fluentum.

XXV
Zur Linderung von Bauchschmerz

Wenn ein wahnsinniger Schmerz im ganzen Bauch wütet, koche in drei Schoppen[Q] Wasser die wirksame Raute und Knoblauch, bis der zweifache Teil des Wassers verkocht ist: Der Trank wird eine Medizin ohne Beeinträchtigung des Gaumens sein.

Außerdem wird die Schale eines keimlosen weißen Eies verbrannt; was danach in ein ekliges Mehl (Asche) verwandelt ist, soll in heißem Wasser getrunken werden und als Trank Heilung bringen. Auch ist mit der Gebärmutter ein junger Tamariskenzweig zu verbinden; nicht von Eisen geschnitten und ohne Berührung von Erde soll er gebracht werden; oder es nützt, in der Mitte des Bauches Erde aufzustreuen, die eingedrückte Radspuren verdichtet haben. Nützen wird auch Staub, unter der leichtgehenden Türangel gefangen (Vergil, *Georgica* 3,170f). Ja sogar in Wasser zerriebenen Kreuzkümmel zu trinken wird nützen, was uns bereits Dokumente bewiesen haben. Auch Minze, auf diese Weise getrunken, wird heilsame Säfte geben.

Die Unterleibskranken wird man mit gesundem Brot erfrischen, das man aus triefnassem Mehl und weichen Eiern herstellt, deren Schale zuvor in scharfem Essig verschwunden ist. Zuträglich ist auch, längliche Zwiebeln durch Reiben zu erweichen und mit diesen unvermischtes Nass des Lenaios[G] (Wein) zu trinken.

XXVI
Hydropi depellendae

corrupti iecoris vitio vel splenis acerbus
crescit hydrops aut cum siccatae febre medullae
atque avidae fauces gelidum traxere liquorem.
tum lympha interius vitio gliscente tumescit
secernens miseram proprio de viscere pellem.

conveniet tenerae radix decocta sabuci
in geminis calidi cyathis potanda Lyaei.
fraxineum semen cum Bacchi rore bibendum est.
nec non adposito curantur dropace membra,
qui subito raptos ventos sucosque [mire] revellit.
nec non in tepidis convolves corpus harenis.
adposituque leves nepetae gustuque iuvabunt.
saepe et scillino pelluntur noxia Baccho. *Schol.*
elleboro bene purgatur lymphaticus error.
aut huius vice semen scruposa genestae *Schol.*
miscetur mulsis et cautis ducitur undis.
est qui praevalidum fricto sale miscet acetum
atque olei suco, refricatque albentia membra
aut calido filicis radicem mollit Iaccho,
unguine quo frangit vires languoris aquosi.

XXVI
Zur Vertreibung von Wassersucht (Ödemen)

Durch eine Beschwerde der verdorbenen Leber oder der Milz wächst die herbe Wassersucht (Horaz, *Oden* 2,2,13) oder mit einem Fieber des ausgetrockneten Marks, und gierige Kehlen haben kalte Flüssigkeit eingesogen. Dann schwillt Wasser im Inneren mit zunehmender Beschwerde und trennt die unglückliche Haut von ihrem Fleisch.

Nützlich ist es, die abgekochte Wurzel von zartem Holunder in je zwei Schöpfkellen[Q] heißem Wein zu trinken. Eschensamen soll man mit dem Nass des Bacchus[G] (Wein) trinken. Ebenso werden die Glieder durch ein Pechpflaster (*dropax*[P]) geheilt, das umgehend die (in den Blasen) geraubten Winde und Säfte herausholt. Ebenso soll man den Leib in lauwarmem Sand hin- und herrollen. Durch Auflegen und Einnehmen werden leichte Katzenminzen helfen. Oft werden die Beschwerden auch durch Meerzwiebelwein[Q] vertrieben. Durch Nieswurz wird die Wassersucht-Krankheit gut beseitigt; oder es soll an dessen Statt der steinige Samen des Ginsters mit *Mulsum*[P] vermischt und mit behutsamem Schlucken eingenommen werden. Manch einer mischt sehr starken Essig mit zerriebenem Salz und mit dem Saft der Olive und reibt die weißlichen Glieder (Horaz, *Oden* 2,3,15f) ein oder erweicht Farnwurzel in heißem Wein; mit dieser Salbe bricht er die Kräfte der Wassersucht-Krankheit.

XXVII
Ventri molliendo

saepe cibi specie, vitio vel corporis ipso
potibus aut duris restricta morabitur alvus.
vincetur talis mora gramine Mercuriali, *Schol.*
cuius aquam cocti minimo cum melle bibemus.
prunaque conveniunt, quae mittit clara Damascus.

multos praeterea medici componere sucos
adsuerunt; pretiosa tamen cum veneris emptum,
falleris frustraque immensa nomismata fundes.
quin age et in tenui certam cognosce salutem.

aut igitur tectum lana supponis alumen
aut edis in patinis tenerae decocta sabuci
vel cum lacte caprae salsum mulsumque capessis.
crede tamen potum meliorem lactis equini:
dicitur hic dulces asinae praevincere sucos.
silvestris fici lacrimam prodesse loquuntur.
quodque ratis melius verbis dicemus Horati:
»mitulus et viles pellunt obstantia conchae.«
sed cocleas prius est urtica aut furfure pasci;
purior hinc gustus noxa sine moverit alvum.
saepe thalassomeli adiecto cumulavimus imbri:
haec purgant, parili fuerint si pondere mixta.

XXVII
Zur Erweichung des Bauches (bei Verstopfung)

Oft wird durch die Art der Speise oder durch eine eigene Beschwerde des Körpers oder durch harte Getränke der Unterleib (Horaz, *Satiren* 2,4,27) behindert und verzögert werden. Besiegt wird diese Verzögerung von Bingelkrautstängeln: Es wird ausgekocht und wir wollen davon Wasser mit ganz wenig Honig trinken. Auch die Pflaumen nützen, die das berühmte Damaskus[O] schickt.

Viele Säfte zusammenzusetzen waren zudem die Ärzte gewohnt, doch wenn du diese Preziosen kaufen willst, wirst du betrogen und vergießt vergebens riesige Geldmengen. Also auf und erkenne im Billigen die sichere Heilung!

Oder man legt also mit Wolle abgedeckten Alaun darunter; oder man isst in Schüsseln den Absud von zartem Holunder; oder man greift zu mit Ziegenmilch versetztem und gesalzenen *Mulsum*[P]. Glaube jedoch, dass ein Trank von Pferdestutenmilch besser ist: Man sagt, dieser übertreffe die süßen Säfte der Eselin. Dass die Träne der Wilden Feige nützt, sagt man auch. Was besser ist, wollen wir mit den bedachten Worten des Horaz sagen: »Miesmuschel und billige Muscheln vertreiben die Hindernisse« (Horaz, *Satiren* 2,4,28). Muscheln aber muss man zuvor mit Brennnessel oder Kleie füttern; reiner wird dann der Geschmack und ohne Schaden werden den Unterleib in Bewegung bringen. Oft haben wir Regenwasser mit hinzugefügtem Meerwasser-*Mulsum*[P] erweitert: Diese Mittel reinigen, wenn sie in gleichen Gewichtsanteilen vermischt sind.

XXVIII
Solutioni ventris
et dysenteriae compescendae

tam varii casus mortalia saecla fatigant,
ut sint diversis obnoxia corpora morbis.
saepe etenim nimio cursu fluit impetus alvi:
frenatur, mixto cum fervet brassica vino
aut cerasi victum longo iam tempore pomum. *Schol.*
sucus Aminei cum pane medetur Iacchi
vel bene permixtum calida potatur acetum:
vile quidem facili factu, tamen utile potu.

si laedent medica data purgatoria dextra,
adiecto piperis medicatur pulvere calda.

sin autem longo decurrent intima fluxu
atque immane malum multo iam tempore gliscet,
torridus ex vino cortex potabitur ovi.
ramentum nivei credunt prodesse elephanti.
arbore Pyramea cortex derepta coquetur *Schol.*
axe sub aetherio, tum nigro mixta Lyaeo
inmensum poterit potu retinere fluorem.
numinis aut iussu cedrini mastice misces
mollitamque picem et rasum de navibus unguen:
languida quo fidens medicamine membra fovebis.

XXVIII
Bei Erweichung des Bauches (Durchfall) und zur Einschränkung der Dysenterie

So verschiedene Unfälle ermüden die Menschheits-Zeitläufte, dass die Körper unterschiedlichen Krankheiten verfallen. Oft nämlich fließt das Vordrängen im Unterbauch mit allzu heftigem Lauf: Gezähmt wird dies, wenn Kohl mit Wein gekocht wird oder die schon von langer Zeit besiegte Kirschfrucht. Der Saft des Weins aus Aminea[O] mit Brot heilt; oder es wird gut mit heißem Wasser vermischter Essig getrunken: Wohlfeil und einfach zu machen, doch nützlich zu trinken.

Wenn zur rechten Reinigung verabreichte Medikamente schaden, verabreicht man heißes Wasser mit Zufügung von Pfefferpulver.

Wenn aber das Innere durch einen langen Ausfluss abströmt und das gewaltige Übel schon lange Zeit um sich greift, soll verbrannte Eierschale in Wein getrunken werden. Man glaubt auch, dass ein Splitter des weißen Elefanten(zahns) nützen. Dem Pyramus[G]-Baum (Maulbeerbaum; vgl. Ovid, *Metamorphosen* 4,55ff) entrissene Rinde soll unter freiem Himmel gekocht werden und wird, mit dunklem Wein vermischt, die maßlose Flut durch Trank zurückzuhalten vermögen; oder man soll auf Befehl der Gottheit (Asklepios[G]) mit Mastix der Zeder erweichtes Pech und von Schiffen abgeschabte Salbe (Algen?) vermischen: Auf dieses Heilmittel vertrauend wird man die kranken Glieder heilen.

proderit et pueris, quos dentis origo fatigat,
castaneas coxisse nuces et sorba vetusta
atque apium caulesque, rubus quos fundit acuta:
potio quae fluidam consumpta morabitur alvum.

XXIX
Lumbricis et taeniis aspurgandis

quid non adversum miseris mortalibus addit
natura, interno cum viscere taenia serpens
et lumbricus edax vivant inimica creanti?
quod genus assiduo laniat praecordia morsu,
saepe etiam scandens oppletis faucibus haeret
obsessasque vias vitae concludit anhelae.

ergo cinis cornu cervini proderit haustus
vel nepetae tritum ex vino vel lacte capellae;
nec non et sucus medici potatur aceti.
prodest praeterea cum Baccho Persica frondis.
Democritus memorat mentae conducere potum.
sumitur abrotonum nec non et vile melanthum. *Schol.*
alia per sese sanant aut vis coriandri.
quin et marrubium decoctum haustumque iuvabit.
puleiumve potens et agreste iugatur anethum:
synthesis haec prodest unda mollita calenti.

Es wird auch Kindern nützen, die das Aufkommen des Zahnes ermüdet, Kastanien-Nüsse (Vergil, *Bucolica* 2,52) zu kochen und alte Speierling(-Früchte) sowie Sellerie und Stiele, die der stachlige Brombeerstrauch wachsen lässt: Dies ist ein Trank, der nach Einnahme den flüssigen Unterleib beruhigen wird.

XXIX
Zur Austreibung von Spul- und Bandwürmern

Was an Widrigkeiten hat die Natur nicht den elenden Sterblichen (Lukrez 5,944) zugefügt, wenn im inneren Eingeweide die bandförmige Schlange und der gefräßige Spulwurm leben, dem, der sie schuf, zum Feind? Diese Art zerreißt mit ihrem ständigen Biss den Oberbauch; sie hängt oft aufsteigend auch am erfüllten Rachen und verschließt die (von ihr) besetzten Wege des Lebenshauches.

Also wird nützen ein Trank von Hirschhornasche oder das Reibegut von Katzenminze in Wein oder Ziegenmilch; ebenso auch wird der Saft des heilsamen Essigs getrunken. Es nützt zudem Pfirsichlaub mit Wein. Demokritos[A] erwähnt, dass ein Trank von Minze zuträglich sei. Man nimmt Heiligenkraut und auch wohlfeilen Schwarzkümmel ein. Knoblauch heilt von sich aus oder die Kraft des Koriander. Ja, auch Andorn, gekocht und getrunken, wird nützen; oder es wird mächtige Polei mit wildem Dill verbunden: Diese Zusammensetzung nützt, mit warmem Wasser erweicht.

XXX
Colo sedando

cum colum, invisum morbi genus, intima carpit,
mande galeritam volucrem quam nomine dicunt.
aut pavidi leporis madefacta coagula pota.
sive apio nepetas tereti cum mastice iunge
nec non et species ambas halantis anethi,
quarum decoctos patiens haurito liquores.

XXXI
Vessicae et calculo purgando

si cui vessicae tardus cunctabitur umor,
haec mora rumpetur vino pervicta vetusto.
proderit ex parvis acinos potare sabucis
aut hederae sucum aut lacrimosi trita sinapi.
nec non resinas ex Oricia terebintho
in speciem erviliae parvos glomerabis in orbos,
quos ternos tepida mixtos hausisse medella est.

quondam etiam nimio praeceps urina fluento
inrigat exuvias obscaenoque inficit imbri;
tum leporis cerebrum ex vino potare licebit.

si dolor internam vessicae concoquet alvum,
subveniet radix frondosae epota cupressi
puleiumve potens domitum ferventibus undis.

XXX
Zur Beruhigung des Kolon (bei Kolik)

Wenn die Kolik, eine verhasste Art von Krankheit, das Innerste erfasst, esse man den Vogel, den man *galerita* (»behelmt«; Haubenlerche) mit Namen nennt; oder man trinke das durchnässte Lab des furchtsamen Hasen; oder man verbinde mit Knoblauch Katzenminze mit dem prallen Mastix und ebenso auch beide Arten des duftenden Dill, deren abgekochte Flüssigkeiten der Patient trinken soll.

XXXI
Für die Blase und zur Reinigung von (Blasen)stein

Wenn jemandem die Flüssigkeit der Blase nur langsam und zögerlich austritt, wird dieser Verzug aufgehoben, sobald er von altem Wein besiegt wird. Nützen wird auch, die Beeren von kleinem Holunder zu trinken oder den Saft von Efeu oder Zerriebenes vom tränenfördernden Senf. Ebenso wird man Terpentinpistazien-Harz aus Orikon° (Vergil, *Aeneis* 10,136) zur Gestalt von kleinen Kugeln der Erve rollen (Vergil, *Georgica* 4,79); davon je drei in lauwarmes Wasser gemischt zu trinken ist ein Heilmittel.

Manchmal fließt auch durch zu großen Fluss der Urin voreilig aus und versieht die Kleidung mit obszönem Regen; dann wird es zuträglich sein, Hasenhirn in Wein zu trinken.

Wenn der Schmerz die Innenseite der Blase erhitzt, wird die Wurzel der belaubten Zypresse helfen, wenn man sie trinkt, oder die mächtige Polei, in brausenden Wellen (Ovid, *Metamorphosen* 8,650) gezähmt (abgekocht).

si vero in lapides densus convertitur umor,
qui retinent cursus gemitumque dolore frequentant,
saxifragam seu spongiten succurrere credunt.

praeterea semen myrti silvestris Iaccho
atque oleo mixtum bibitur, nec desit acetum,
vinaque sumantur fricto condita cumino;
sive palumborum capitur fimus acre ferorum
dulcacidis sparsum sucis trituque solutum;
nec non obscaenus caprae potabitur humor:
obruet hic morbum labefactaque saxa remittet.

XXXII
Conceptioni et partui

inrita coniugii sterilis si munera languent
nec subolis spes est multos iam vana per annos
– femineo fiat vitio res necne, silebo;
hoc poterit magni quartus monstrare Lucreti –,
sed natura tamen medicamine victa potenti
saepe dedit fetus studio curante paratos.

aut igitur leporis consumit femina vulvam
aut, ovis in stabulis fractas cum ruminat herbas,
pendentem spumam molli deducit ab ore
atque illam meminit mixto potare Falerno.
Mercurialis item capitur communiter herba,
si cubitum noctu coniunx festinat uterque.

Wenn aber der dichte Saft (Urin) zu (Harn-)Steinen verwandelt wird, die den Lauf hemmen und das Jammern mit Schmerz vermehren, hilft – so glaubt man – Kleine Bibernelle oder *Spongites* (eine schwammartiger Stein[P]).

Außerdem trinkt man den Samen von wilder Myrte, mit Wein und Öl vermischt, und auch Essig soll nicht fehlen; Weine, mit zerriebenem Kreuzkümmel gewürzt, nimmt man zu sich; oder man greift zum scharfen Kot wilder Tauben, den man in süß-sauren Säften eingestreut und durch Reiben gelöst hat. Ebenso wird der obszöne Saft (Urin) der Ziege getrunken: Er soll die Krankheit vertreiben und die weich gemachten Steine herausschicken.

XXXII
Für Empfängnis und Geburt

Wenn erfolglos die Aufgaben des fruchtlosen Beischlafs dahinwelken und die Hoffnung auf Nachkommen schon viele Jahre lang vereitelt ist – ob dies durch einen Fehler der Frau geschieht oder nicht, will ich verschweigen; dies wird das vierte Buch des großen Lukrez[A] aufzeigen können –, hat doch die Natur, von einem mächtigen Heilmittel besiegt, oft denen Nachkommen gegeben, mit kurierendem Eifer bereitet.

Entweder isst die Frau die Vulva einer Häsin oder sie nimmt, wenn das Schaf im Stall zerrissene Kräuter wiederkäut, den Speichel ab, der vom weichen Maul hängt, und denkt daran, ihn, mit Wein aus Falernum[O] vermischt, zu trinken. Ebenso nimmt man gemeinhin Bingelkraut, wenn beide, Gattin und Gatte, nachts ins Bett eilen.

atque ubi iam certum spondet praegnatio fetum,
ut facili vigeat servata puerpera partu,
dictamnum bibitur, cocleae manduntur edules.

at cui clam menses minus octo moratus in alvo est
inrumpit thalamos et nexus solvit inertes
puleium ex acido bene convenit imbre tepenti,
cuius opem veram casus mihi saepe probarunt.
quin etiam stercus supponunt vulturis atri,
sentiat ut minime partus quam proximus urget.
ova etiam rutae et fragili miscentur anetho,
quae diluta levi Baccho atque exhausta medentur.

XXXIII
Profluvio cuiuscunque sanguinis et matrici

si modicus pleno manat de corpore sanguis,
subvenit, at nimius cum vita funditur ipsa.

quapropter multo naris completa cruore
cum fluit, attritus cimex conducit odore.
lana oleo madefit, sed nondum lauta, rosato:
haec datur in nares vel claudit densius aures.
contritis prodest cocleis perducere frontem
aut galli cerebro vel sanguine mite columbae.

Wo aber schon die Schwängerung einen sicheren Fötus hervorbringt, trinkt man, damit durch eine leichte Geburt die Gebärende unversehrt weiterleben kann, Diptam und kaut essbare Muscheln.

Aber für eine Frau, der (ein Fötus) unbemerkt weniger als acht Monate im Bauch verweilt hat und nun ins Ehebett bricht und die trägen Bindungen löst (vorzeitige Wehen), nützt Polei in lauwarmem Essigregen gut, dessen wahrhafte Hilfe mir oft die Fälle bestätigt haben. Ja, manche legen auch Kot eines schwarzen Geiers unter, damit die Geburt ganz wenig zu spüren ist, die er als nächste herbeizwingt. Auch Eier werden mit Raute und zerbrechlichem Dill vermischt; dies, in leichtem Wein aufgelöst und getrunken, wird heilen.

XXXIII
Bei Ausfluss von Blut aller Art und für die Gebärmutter

Wenn maßvoll das Blut aus dem vollen Körper fließt, ist dies hilfreich, doch übermäßiger Blutfluss wird mit dem Leben selbst ausgegossen.

Deshalb nützt, wenn die Nase mit viel Blut gefüllt ist, eine zerriebene Wanze mit ihrem Gestank. Wolle, und zwar noch nicht gewaschene, wird mit Rosenöl durchnässt: Dies wird in die Nasenlöcher gegeben oder schließt die Ohren ganz dicht. Mit zerriebenen Muscheln die Stirn einzureiben nützt oder mit Hühnerhirn oder mit sanftem Taubenblut.

quod nisi supprimitur sanguis, potandus et ipse est.
praeterea Phariis caput emetire papyris
detrahe quod superest: illo genitalia necte,
femineas illinc prodest vincire mamillas.

menstruus inmenso si profluit impete sanguis,
sucida lana malos remoratur subdita cursus,
mortua quin etiam producit corpora partu.

sed quaecumque fluit vis inmoderata cruoris,
subernus cortex calidis potatur in undis
ante minutatim studio vincente terendus.
pulei calido purgatur femina potu.

sed si forte cruor clausa cunctabitur alvo,
aut molles nepetae aut rutae quacunque bibentur.

at si Puniceos fundit vessica liquores,
marrubium ex passo tritum perfunditur undis:
hi poterunt haustus rutilum purgare colorem.

relliquias partus lactaria detrahet herba.

quod si feminei properabit sanguinis imber,
est qui frusta molae percussu decutit uno,
quorum aliquod lanis tectum ad praecordia nectit,
haec simul incantans: sisti debere cruorem,
ut lapis ille viae solitos iam destitit orbes.

Wenn der Fluss des Bluts nicht unterbunden wird, ist es auch selbst zu trinken. Außerdem umgebe man den Kopf mit Pharischen[O] Papyri und ziehe ab, was übrig ist: Mit jenem verbinde man die Geschlechtsteile; danach nützt es, die weiblichen Brustwarzen zu umwickeln.

Wenn mit maßlosem Andrang das Menstruationsblut hervorströmt, verzögert frische Wolle, daruntergegeben, die schlimmen Läufe, selbst wenn dies bei der Geburt dann tote Körper hervorbringt.

Doch welche maßlose Kraft des Bluts auch immer strömt, es soll Korkeichenrinde in heißem Wasser getrunken werden, die zuvor mit zwingendem Eifer in kleine Stücke zu zerreißen ist. Von einem heißen Trank mit Polei wird die Frau gereinigt.

Wenn aber einmal das Blut im verschlossenen Unterleib verweilt, soll man entweder weiche Katzenminze oder beliebige Teile der Raute trinken.

Wenn aber die Blase purpurne Säfte vergießt, wird in *Passum*[P] zerriebener Andorn dem Wasser hinzugefügt: Diese Tränke werden die rötliche Farbe zu reinigen vermögen.

Nachgeburten werden von Wolfsmilch beschleunigt.

Wenn der weibliche Blutregen sich beeilt (Menorrhagie), so soll – wie jemand rät – ein Bröckchen eines Mühlsteins mit einem einzigen Schlag abgetrennt werden; davon bindet man etwas, von Wolle bedeckt, an den Oberbauch, wobei man zugleich (die magische Formel) singt: Zum Stehen bringen müsse er das Blut, wie jener Stein schon die gewohnten Kreise seines Wegs verlassen hat.

XXXIV

Pilis quibus<cum>que internecandis

mobilis hirsutas horret lascivia saetas
et gaudet rapto nudari flore pilorum.

sed bona nonnumquam vellendi causa videtur,
corpora cum relevat ratio manifesta salutis.
namque oculos infesta pilorum tela lacessunt,
quodque illis dederat vallum natura tuendis,
inde inimica seges proprios desaevit in orbes.

ergo locum crinis vulsi continge cruore
quem dat avis, tremulis simulat quae pellibus alas, *Schol.*
sanguine vel ricini, quem nigro de cane velles.

praeterea quascunque voles avertere saetas
atque in perpetuum rediviva obcludere tela,
corporibus vulsis saniem perducito ranae,
sed quae parva situ est et rauco garrula questu.

nec non e stagnis cessantibus exos hirudo
sumitur et vivens Samia torretur in olla:
haec acidis unguit permixta liquoribus artus
evulsamque vetat rursus procrescere silvam.

XXXIV
Zur Abtötung von Behaarung aller Art

Die bewegliche Zügellosigkeit verabscheut haarige Borsten und freut sich, wenn sie, des Haarflors beraubt, nackt wird.

Doch manchmal gibt es einen guten Grund für die Enthaarung, wenn die offenkundige Vernunft der Heilung die Körper erleichtert: Es reizen nämlich die angreifenden Geschosse der Haare die Augen, und was jenen zum Schutz die Natur gegeben hatte, hat von dort als feindliche Menge gegen die eigenen Augäpfel gewütet.

Also berühre den Ort des ausgezupften Haares mit dem Blut, das der Vogel gibt, der mit seinen zitternden Fellen Flügel nachahmt (Fledermaus), oder mit dem Blut einer Zecke, die man von einem schwarzen Hund abzupft.

Außerdem soll man, wenn man Borsten aller Art abwehren und auf Dauer die wiederkehrenden Geschosse ausschließen will, den enthaarten Körpern den Schleim eines Frosches aufstreichen, und zwar von einem, der klein von Gestalt und mit rauem Quaken geschwätzig ist.

Ebenso wird aus stehenden Tümpeln ein knochenloser Blutegel genommen und lebend in einem Topf aus Samos[O] verbrannt: Dies salbt, mit sauren Flüssigkeiten vermischt, die Gliedmaßen ein und verbietet, dass der ausgezupfte Wald wieder hervorwächst.

XXXV
Omnibus obscaenis medendis

dicendum et quae sit membris medicina pudendis.

languidus antiquo purgatur penis Iaccho
ac super inlinitur fecundae felle capellae.

mane novo myrti frondes commandere prodest
qui dolet, atque illas in vulnus despuat ipsum.
faece etiam vini genitalia lauta levantur,
et tumidos testes Nereia lympha coercet
vel bulbi ex mulso vel cera inmixta cupresso
aut faba cum tepidis Bacchi decocta fluentis.

ramicis inmensum fertur cohibere tumorem
far madidum lympha et Ceres cum fronde cupressi,
unde etiam potu frons haec memoratur amica.

sin autem existet duratis glandibus inguen,
proderit induci cocleas cum melle minutas.

obscaenos si pone locos nova vulnera carpent,
horrentum mansa curantur fronde ruborum.

XXXV
Zur Heilung aller Genitalien

Zu sprechen ist nun davon, welche Medizin es für die Genitalien gibt.

Ein schlaffer Penis wird durch alten Wein gereinigt und oben eingestrichen mit der Galle einer trächtigen Ziege.

Am frischen Morgen Myrtenblätter zu kauen ist nützlich, wenn jemand Schmerz leidet, und jene soll er in die Wunde selbst spucken. Auch sollen mit Weinbodensatz die sauberen Genitalien erleichtert werden, und geschwollene Hoden schränkt das Nass der Nereïden[G] (Quellwasser) ein oder Zwiebeln in *Mulsum*[P] oder Wachs, mit Zypresse vermischt, oder die Bohne, mit lauwarmen Bacchus[G]-Flüssigkeiten (Wein) abgekocht.

Die maßlose Schwellung eines Hodenbruchs hemmt – wie berichtet wird – von Wasser triefnasser Dinkel und Ceres[G] (Weizen) mit Zypressenlaub, woher auch im Trank dieses Laub als freundlich erwähnt wird.

Wenn aber mit verhärteten Drüsen das Schamglied hervorsteht, wird es nützen, dass man zerriebene Muscheln mit Honig hinzuführt.

Wenn neue Wunden die Genitalien angreifen, wird dies mit gekautem Laub stachliger Brombeeren kuriert.

at si iam veteri succedit fistula morbo,
mustelae cinere immisso purgabitur ulcus,
sanguine vel ricini, quem bos gestaverit ante.
herba chelidoniae fertur cum melle mederi
herbaque cum sevo foliis de mille vocata.

XXXVI
Ischiae et articulari morbo

saepius occultus victa coxendice morbus
perfurit et gressus diro languore moratur.

populus alba dabit medicos de cortice potus;
nec non et tenerae gracili de fronde genestae
arreptos caules acidoque liquore madentes
sumere conveniet, rubiam quoque ducere potu
aut ex Bithyno cocleas haurire Lyaeo.

si vero articulos tabes inimica per omnes
haeserit, ex ficu betas cum melle ligabis
vel pelagi latices, simul et Baccheia dona
sumere curabis; nimio sed parcito vino:
Ennius ipse pater, dum pocula siccat iniqua,
hoc vitio tales fertur meruisse dolores.

Wenn aber eine Fistel mit schon alter Erkrankung hervortritt, wird das Geschwür durch Auftragen von Mäuseasche gereinigt oder durch das Blut einer Zecke, die zuvor ein Rind getragen hat. Man sagt, dass das Schöllkraut mit Honig heilt und das Kraut, das nach den tausend Blättern genannt ist (*millefolium*, Schafgarbe), mit Talg.

XXXVI
Bei Ischias und Gliederkrankheit

Öfter wütet eine verborgene Krankheit in der besiegten Hüfte und der Schritt wird durch die schreckliche Krankheit langsam.

Die weiße Pappel wird heilende Tränke aus ihrer Rinde geben, ebenso auch vom mageren Laub des zarten Ginster und auch vom ausgerissenen und von saurer Flüssigkeit triefnassen Kohl etwas einzunehmen wird nützen, auch Krapp als Trank zuzuführen oder in Wein aus Bithynien[O] Muscheln zu schlucken.

Wenn aber die feindliche Auszehrung durch alle Glieder hindurch festsitzt, wird man in Feigen Bete mit Honig verbinden; oder man wird sich darum kümmern, Meerwasser, zugleich auch die Gaben des Bacchus[G] (Wein) einzunehmen, doch soll man sich vor allzu viel Wein hüten: Ennius[A], der Vater (der Dichtung) selbst (Horaz, *Briefe* 1,19,7), soll, während er die ungleichen Pokale leert (Horaz, *Satiren* 2,6,68), von dieser Krankheit Schmerzen von solcher Art verdient haben.

XXXVII
Furunculo medendo

cum sanguis nimius puri permixtus atroci
aestuat et papulas alte sustollit acutas,
resinam misces et saxis hordea fracta:
conspersa haec tepidis apponere convenit undis.

vis et hyoscyamum cerae sevoque iugatum
nectere? non minus haec poterit medicina iuvare.
praeterea fimus, ex gallo quod legeris album,
imbribus ex acidis fidens appone dolenti.
auribus aut pecudis molles expromito sordes,
unguine quo fotis dabitur medicina papillis.

XXXVIII
Carboni tollendo

horrendus magis est perimit qui corpora carbo:
urit hic inclusus, vitalia rumpit apertus.
hunc veteres olim variis pepulere medellis.
tertia namque Titi simul et centesima Livi
charta docet, ferro talem candente dolorem
exactum aut poto raporum semine pulsum;
ni fieret, dixit, vix septem posse diebus
vitam produci: tanta est violentia morbi.

XXXVII
Zur Heilung des Furunkels

Wenn Blut im Übermaß mit schrecklichem Eiter vermischt schwitzt und scharfe Papeln hoch emporhebt, mische man Harz und mit Steinen zermahlene Gerste: Dies, mit lauwarmem Wasser vermischt, aufzutragen nützt.

Willst du auch Bilsenkraut, das mit Wachs und Talg verbunden ist, anbringen? Nicht weniger wird diese Medizin zu helfen vermögen. Außerdem soll man weißen Kot, den man vom Hahn einsammelt, mit sauren Flüssigkeiten dem Kranken beherzt auftragen; oder man soll den weichen Schmutz aus den Ohren von Kleinvieh ausdrücken und mit dieser Salbe den warmen Papeln ein Heilmittel bereiten.

XXXVIII
Zur Aufhebung des Karbunkels

Noch mehr zu fürchten ist der Karbunkel, der die Körper verheert: Eingeschlossen verbrennt er, offen zerstört er die lebendigen Teile. Diesen haben die Alten einst mit verschiedenen Heilmitteln vertrieben. Das 103. Buch des Titus Livius[A] lehrt nämlich zugleich, dass man einen derartigen Schmerz mit einem glühenden Eisen ausgetrieben oder mit einem Trank aus Rübensamen geschlagen habe. Geschehe dies nicht – so hat er gesagt –, könne das Leben kaum noch sieben Tage lang verlängert werden: So groß ist die Gewalt dieser Krankheit.

dulcacidum laticem cum lini semine iunge
atque fimum Paphiae pariter compone columbae;
hinc line duratas partes et clausa venena.
praeterea triti reserant adoperta lupini.

nonnullus calcem vivam dissolvit aceto
fumantemque nivem papulis apponit acerbis.
est qui gallinae perducat stercore corpus.
alia vel piperi iuste commixta linuntur.
Pythagorae cognata levi condita cumino *Schol.*
proderit aut madida fermentum polline turgens.

XXXIX

Pano, vomicae et strumae depellendis

sunt alii, quos dira movet natura, tumores
non minus horrendi, sed non ita perniciosi,
vomica qualis erit vel eidem proxima quaedam.

simplice resina miscebimus hordea tunsa
et mulsos amnes et purgamenta columbae:
his bene decoctis languentia membra foventur.
mollis odorato faba iungetur coriandro:
proderit appositum mollitque aperitque tumorem.
aut de phasganio radix decocta palustri,
quae salis admixto tundetur condimento;
proderit et mansum quod traxeris arbore viscum.

Eine süß-saure Flüssigkeit verbinde man mit Leinsamen und vermische man gleichermaßen den Kot einer Taube aus Paphos[O]; damit streiche man die verhärteten Teile und die eingeschlossenen Gifte ein. Zudem verschließen zerriebene Lupinen geöffnete (Wunden).

Manch einer löst Branntkalk[P] in Essig und legt auf die herben Papeln dampfenden Schnee. Es gibt auch jemanden, der den Körper mit Hühnerkot einreibt; oder es wird Knoblauch, gut mit Pfeffer vermischt, aufgetragen. Des Pythagoras[A] Verwandte (die Bohne; Horaz, *Satiren* 2,6,63), mit leichtem Kreuzkümmel gewürzt, wird nützen oder Hefe, die mit triefnassem Feinmehl anschwillt.

XXXIX
Zur Vertreibung von Schwellung, Beulen und Skrofeln

Andere Geschwüre gibt es, welche die grausame Natur bewegt, nicht weniger schrecklich, aber nicht so verderbenbringend, wie es etwa die Beule ist oder was immer ihr nahekommen mag.

Mit einfachem Harz werden wir zerkleinerte Gerste vermischen und *Mulsum*[P]-Ströme und auch den Kot einer Taube: Sind diese gut abgekocht, werden die kranken Glieder damit erwärmt. Die weiche Bohne wird mit duftendem Koriander verbunden: Aufgelegt wird sie nützen und das Geschwür erweichen und öffnen; oder es wird von der Gladiole im Sumpf die Wurzel abgekocht, die nach Zufügung von Salz als Gewürz zerstampft werden soll; nützen wird auch die gekaute Mistel, die man vom Baum zieht.

gramen hyoscyami cerae sevoque vetusto
concilia mixtisque locos perduce dolentes.

exercere etiam iusserunt corpora prisci.

ovum defundes in fictile, deinde putamen
marrubii suco implebis, post melle liquenti
omnia consociata tepenti prospera potu
sumuntur: reserantque malum purgantque levantque.

XL
Igni sacro dimovendo

est etiam morbi species, quae dicitur »ignis«,
languida quod multo torrentur membra calore.

vel tu vicino sevum bovis igne remittes
mollitumque lines vel oloris faecibus ova,
sed non cocta, dabis: sic torrida membra fovebis.
lumbricus terrae mixto inducetur aceto
aut parili nova ruta modo, sed iungis olivum.
ovaque cum betis prosunt super inlita tritis.
alia dant cinerem sociandum oleoque garoque,
unguine quo gliscens deponet flamma furorem.
saepe chelidoniae pars candida iungitur ovi,
quae modico potu, sed valde trita, capesses,
admiscere memor lymphas amnemque Falernum.

Einen Bilsenkraut-Stängel und die Verbindung von Wachs mit altem Talg vermischt trage man auf die schmerzenden Stellen auf.

Die Alten haben auch aufgetragen, die Körper zu trainieren.

Ein Ei gieße man in ein Keramikgefäß, dann fülle man Andornschale in den Saft, danach wird alles mit flüssigem Honig verbunden und in einem lauwarmen Heiltrank eingenommen: Dies verdrängt das Übel, reinigt und lindert.

XL
Zur Entfernung von »Heiligem Feuer« (Ergotismus)

Es gibt auch eine Art von Krankheit, die man *ignis* (Feuer) nennt, weil sie vielfach die matten Teile des Körpers mit großer Hitze verschlingt.

Entweder trägt man neben dem Feuer Rindertalg auf und legt ihn, weich gemacht, an, oder man gibt zu Weinbodensatz Eier vom Schwan, aber nicht gekochte: So wird man die hitzigen Glieder pflegen. Ein Regenwurm wird, mit Essig vermischt, aufgetragen oder in gleicher Weise frische Raute, aber man bindet Olive dazu. Eier, mit Bete zerrieben, nützen, wenn sie auf die Oberfläche aufgetragen werden. Knoblauch ergibt Asche, zu verbinden mit Öl oder *Garum*[P]; durch diese Salbe legt die glühende Flamme den Schrecken ab. Oft wird mit Schöllkraut der weiße Teil eines Eies verbunden; dies nimmt man in maßvollem Trank, doch sehr zerrieben, zu sich, wobei man darauf achtet, Wasser und Wein aus Falernum[G] beizumischen.

XLI
Podagrae depellendae

quaedam †etiam rabidae medicamina digna podagrae,
cui ter tricenas species Epidaurius ipse *Schol.*
dixit inesse deus? requiem tamen indere morbo
fas erit et tristem saltem mulcere dolorem.

ergo age et abreptam salicis frondemque librumque
cum vino tere, tum contractos perline nervos.
aut cum prima mali sese ostentabit origo,
fervida non timidis tolera cauteria plantis
seminecisve hirci reserato pectore calces
insere: sic dirae reprimes primordia pestis.

aut si corruptus persederit altius umor,
trita cupressus ibi Baccho iungetur acerbo,
panibus et teneris, cohibebitque addita questus,
parva sabucus item, hircino conlita sevo,
triticeaeque acido manantes amne farinae,
aut nitido ranae decoctum viscus olivo
sive chelidoniae sucus sale mixtus aceto.
sunt quibus apposita siccatur hirudine sanguis.

non audita mihi fas sit, sed lecta referre:
hoc quidam rabidus morbo per tempora messis
vicino plantas frumenti pressit acervo
evasitque gravem casu medicante dolorem.

XLI
Zur Vertreibung von Fußgicht

Welche Heilmittel sind wirksam bei Fußgicht, der dreimal dreißig Arten innewohnen, wie der epidaurische[O] Gott (Asklepios[G]) selbst gesagt hat? Ruhe der Krankheit zu gewähren wird freilich gerecht sein, auch den ganz traurigen Schmerz zu lindern.

Also auf, man zerreibe Laub und Bast von Weide mit Wein und lege dies dann auf die zusammengezogenen Bänder; oder man ertrage, wenn sich erstmals der Ursprung des Übels zeigt, auf den furchtlosen Fußsohlen heiße Brenneisen; oder man tauche die Füße in die geöffnete Brust eines halbtoten Ziegenbocks: So wird man die Anfänge der schrecklichen Krankheit zurückdrängen.

Wenn der verdorbene Saft aber tiefer sitzt, soll man zerriebene Zypresse dort mit herbem Wein verbinden, auch mit zarten Broten, und es wird die zugefügte Beschwerde eingeschränkt, ebenso kleiner Holunder, mit Bockstalg verrieben, und Weizenmehle, die in saurem Strom fließen, oder in hellem Olivenöl abgekochte Froscheingeweide oder Saft von Schöllkraut, mit Salz und Essig vermischt. Es gibt manche, für die das Blut durch einen hinzugefügten Blutegel getrocknet wird.

Recht sei es für mich (Vergil, *Aeneis* 6,266), nicht Gehörtes, sondern Gelesenes wiederzugeben: Von dieser Krankheit ist jemand (laut Plinius, *Naturalis historia* 22,120: Sextus Pomponius[H]) zur Zeit der Ernte erfasst worden; er drückte die Getreidepflanzen in einem nahen Haufen und entging durch dieses heilsame Ereignis großem Schmerz.

XLII
Vulneribus ferro aut verberibus factis

naturae vitiis medicas obiecimus artes,
nunc et fortunae iaculis obsistere par est.

si cui forte chalybs teneros violaverit artus,
necte adipes vituli simul et tritam chamecisson
nec pudeat luteae stercus perducere porcae.

sin autem saevo laceratum est verbere corpus,
tum lixiva cinis ceras dissolvit et ova
admixtoque oleo vibices comprimit atras. *Schol.*

si vero infrenus manat de vulnere sanguis,
purpura torretur conchyli perlita fuco,
huius et atra cinis currentem detinet undam.

verrucae quoque desectae frenare cruorem
dicitur ambustus Tyrio de vellere pulvis.

praeterea nimios reserati vulneris amnes
feniculi cinis adstringit vel fimbria porri.
sive fimus manni cum testis uritur ovi
et reprimit fluidos miro medicamine cursus.

XLII
Für mit Eisen oder Schlägen gemachte Wunden

Den Fehlern der Natur haben wir die medizinischen Künste entgegen geworfen; jetzt ist es recht, auch den Geschossen des Schicksals entgegenzutreten.

Wenn einem ein Stahl einmal die zarten Gelenke verletzt hat, greife man zu Kalbsfett und zerriebenem Efeu zugleich; auch soll man sich nicht scheuen, den Kot eines dreckigen Schweins aufzutragen.

Wenn aber der Körper von einem wilden Schlag zerrissen wurde, dann löst ausgelaugte Asche Wachs und Eier auf und drängt nach Beimischung von Öl die schwarzen Striemen zurück.

Wenn jedoch aus einer Wunde ungehemmt Blut strömt, soll ein Purpurtuch, das ganz mit dem Rot der Schnecke (Catull 64,49) eingerieben ist, verbrannt werden; dessen schwarze Asche wird die strömende Welle aufhalten.

Blut einer aufgeschnittenen Warze kann – wie man sagt – auch von Asche verbrannten Wollvlieses aus Tyrus[O] eingedämmt werden.

Außerdem werden allzu große (Blut-)Ströme aus nicht verschlossener Wunde von Fenchelasche oder Lauchfaden gehemmt; oder es wird der Kot eines Pferdchens mit Eierschalen verbrannt und hemmt die flüssigen Läufe mit wunderbarer Heilkraft.

XLIII
Vulneribus quibuscumque casibus factis

quam magna humanae mala pondera condicionis!
tam multae innumeri species mihi vulneris adsunt,
ut nequeam proprias cunctis adscribere curas.
isdem igitur monitis casus sanabimus omnes,
sic tamen ut nullus medicinam luserit error.

ergo, modus quicunque obtinget vulneris atri,
contritus cum melle dabit medicamina bulbus
herbaque quae nomen foliis de mille recepit,
appositu prodest adipi permixta vetusto.
sucida cum tepido nectetur lana Lyaeo
ambustaeve cinis complebit vulneris oras,
concludet vero vel frons vel ramus ab ulmo.
at sucis hederae pulchrescit foeda cicatrix.

XLIV
Hominis aut simiae morsu

sive homo seu similis turpissima bestia nobis
vulnera dente dedit, virus simul intulit atrum,
Vettonicam ex duro prodest absumere Baccho.
nec non et cortex raphani decocta medetur,
si trita admorsis fuerit circumlita membris.

XLIII
Für bei beliebigen Unfällen gemachte Wunden

Wie groß sind die schlimmen Lasten der *condicio humana* (Menschennatur)! So viele Arten unzähliger Wunden sind mir gegenwärtig, dass ich nicht allen die jeweils eigene Kurierung zuschreiben kann. Nach dieser Mahnung werden wir alle Fälle heilen, so aber, dass kein Irrtum der Medizin Hohn spricht.

Welche Art von schwarzer Verwundung auch immer einen getroffen hat: Eine geriebene Zwiebel mit Honig wird Heilmittel geben und auch das Kraut, das seinen Namen nach tausend Blättern bekommen hat (*millefolium*, Schafgarbe), wird durch Auflegen nützen, wenn es mit altem Fett durchmischt ist. Frische Wolle wird mit lauwarmem Wein verbunden, oder Asche wird die Ränder einer verbrannten Wunde anfüllen; verschließen aber wird sie Laub oder Zweig einer Ulme; Efeusaft jedoch macht die hässliche Narbe wieder schön.

XLIV
Bei Menschen- oder Affenbiss

Sei es, dass ein Mensch, sei es, dass das hässlichste, uns ähnliche Tier (Ennius, *Satiren* 69) mit dem Mund Wunden verursacht und zugleich schwarzes Gift hineingebracht hat: Es nützt, Betonie in unvermischtem Wein zu sich nehmen. Ebenso heilt die abgekochte Schale von Rettich, wenn man sie zerrieben rings um die gebissenen Glieder streicht.

XLV
Serpentium morsibus et <ad> viperae virus excludendum

cuspide non quisquam, longae neque caede sarissae,
fulmine non gladii, volucris nec felle sagittae
quam cito vipereo potis est affligier ictu.
quare aptam dicamus opem sucosque medentes.
quae nocuit serpens, fertur caput illius apte
vulneribus iungi: sanat quae sauciat ipsa
ut Larissaea curatur Telephus hasta. *Schol.*
proderit et caulem cum vino haurire sabuci
aut coctum raphani librum tritumque ligare
sive etiam celsa folium de mole cupressi.
manabit lactens caprifici sucus ofellam.
aut tithymallus atrox vulnus contrita perunguet.
carduus est nondum doctis fullonibus aptus;
ex illo radix tepido potatur in amni.
cervino ex fetu diluta coagula vino
sumuntur, quae res membris agit atra venena
aut ferulae radix potatur in imbre Lyaei
Vettonicaeve leves, gallinae aut iura vetustae.

si vero horrendum vulnus fera iecerit aspis,
urinam credunt propriam conducere potu:
Varronis fuit ista senis sententia. nec non,
Plinius ut memorat, sumpti iuvat imber aceti.

XLV
Bei Schlangenbissen und zum Ausschluss von Viperngift

Nicht von der Lanze und auch nicht vom Schlag der langen Sarisse (einer makedonischen Stoßwaffe), nicht vom Blitzschlag des Schwertes und auch nicht von der Galle des Pfeils wird jemand so schnell getroffen wie vom vergifteten Biss der Viper. Deshalb wollen wir ein geeignetes Hilfsmittel und heilende Säfte benennen. Gegen den von der Schlange verursachten Schaden empfiehlt man, dass der Kopf jener Schlange passend mit den Wunden verbunden werde: Er heilt, was er selbst verletzt hat, wie die Lanze (des Achilleus[G]) von Larissa den Telephos[G] kuriert hat. Es wird auch nützlich sein, einen Holunderstrunk mit Wein zu trinken oder gekochte und zerriebene Rettichschale anzubinden oder auch das hohe Laub aus dem Wipfel einer Zypresse. Fließen wird der milchige Saft des wilden Feigenbaums als Klümpchen; oder Wolfsmilch wird, nachdem sie zerrieben ist, die scheußliche Wunde einsalben. Die Wilde Karde ist nicht nur für kluge Färber geeignet; von jener wird (gegen Bisse) die Wurzel in lauwarmem Wasser getrunken. Das Lab aus einem Hirschfötus, in Wein aufgelöst, nimmt man zu sich – eine Sache, die aus den Gliedern die schwarzen Gifte vertreibt; oder man trinkt die Wurzel des Riesenfenchels im Regen des Lyaeus[G] (Wein) oder leichte Betonien oder Brühe eines alten Huhns.

Wenn aber die Natter eine schreckliche Wunde geschlagen hat, nützt – so glaubt man – ein Trank aus eigenem Urin; dies war die Meinung des alten Varro[A]. Ebenso hilft, woran Plinius[A] (*Naturalis historia* 23,56) erinnert, ein Regen aus Essig durch Einnahme.

dicendum et quae sit praecox medicina timenti:
cautio namque potest diros praevertere morsus,
si iecur exsectum tardo de vulture portes,
erucis aut si totos perduxeris artus,
quas prius attritas vehementi adspargis aceto.
aut tu cervina per noctem in pelle quiesces
aut genere ex ipso dentem gestabis amicum.

toxica praetera qua sint pellenda medella,
expediam: sanguis poterit prodesse caninus,
qui facili potu antidotus imitatur honestas.

vis et mirificos cautus praediscere odores,
accensis quibus arcetur taeterrima serpens?
aut styracem torres aut diri vulturis alam
vel nepetam aut frondem rigidae stirpemque myricae.

XLVI
Ictibus scorpii et morsibus muris caeci

sunt minimae specie, sed dirae vulnere pestes,
quae magis in tenui latitantes corpore fallunt,
scorpius ut gravis est et araneus; haec mala semper
captant securos multa iam nocte sopores.
et documenta dedit nobis prostratus Orion,
magna quod exiguis perimantur saepe venenis.

Zu besprechen ist, was eine frühzeitige Medizin für den ist, der sich (vor Bissen) fürchtet: Vorsicht nämlich vermag die schrecklichen Bisse zu verhindern, wenn man eine Leber, die aus dem langsamen Geier geschnitten ist, trägt oder wenn man ganze Glieder einer Raupe mit sich führt, die man zuvor zerrieben und mit heftigem Essig bespritzt hat; oder man ruht über Nacht in einem Hirschfell oder trägt von derselben Tierart einen Zahn als Freund bei sich.

Zu Gift will ich außerdem darlegen, mit welchem Heilmittel man es vertreiben muss: Nützlich sein kann Hundeblut, das mit einfachem Trank edle Gegengifte nachahmt.

Willst du auch sicher die wundervollen Gerüche kennenlernen, durch die, wenn sie angezündet sind, die ekligste Schlange abgewehrt wird? Entweder sollst du Storax[P] verbrennen oder den Flügel eines schrecklichen Geiers oder Katzenminze oder das Laub und den festen Stamm einer Tamariske.

XLVI
Bei Skorpionstich und Biss von Spinne oder blinder Maus

Es gibt Schädlinge, die von der Art her sehr klein sind, aber furchtbar durch die (von ihnen verursachte) Wunde; sie täuschen mehr, indem sie in einem zarten Körper verborgen sind: der Skorpion, so gefährlich er ist, und die Spitzmaus. Diese Übel ergreifen stets die sicher Schlafenden tief in der Nacht. Belege hat uns der dahingeraffte Orion[G] dafür gegeben, dass auch Großes oft von geringen Giften getötet wird.

quod si vulnus atrox incussit scorpius ardens,
continuo capitur; tunc digna caede revulsus
vulneribusque aptus fertur revocare venenum.
aut calidis pelagi lymphis loca laesa foventur.
sive meri potu dissolvitur improba pestis.

ad cunctos autem morsus ictusque minorum
caseus aptus erit pavidae de lacte capellae
cumque hoc absumi debebit origanus herba:
haec duo mirificis curabunt icta medelis.
nec non fenuculo calidum adnectetur acetum
aut vivum sulphur sicci cum faece Lyaei.
exiguo piperis cerebrum conspargito galli,
quo lita sanescent depulso membra dolore.

sin autem muris nocuit violentia caeci,
quae sola signavit volvendis orbita plaustris,
inline: mira datur vili de pulvere cura.

XLVII

Subitaneo dolori, febri atque ostocopo

nunnunquam existit subiti nova causa doloris,
cuius origo latet, certis reprimenda medelis.
namque chelidoniam mixto sale nectere prodest
velleraque infuso recalentia sulphure sanant.

ostocopum lento conducit melle perungui.

Wenn der hitzige Skorpion eine heftige Wunde geschlagen hat, wird er sofort eingefangen, dann wird er in angemessenem Mord zerrissen und entzieht so – wie man sagt – passend zu den Wunden das Gift; oder man soll mit heißem Meerwasser die verletzten Stellen erwärmen; oder es wird in einem Trank von unvermischtem Wein der ungute Unhold aufgelöst.

Bei allen Bissen und Schlägen kleinerer Tiere wird Käse aus der Milch der furchtsamen Ziege geeignet sein, und mit diesem zusammen wird man Oregano-Kraut einnehmen müssen: Diese beiden kurieren Schläge mit wundervollen Heilmitteln. Doch auch mit Fenchel soll man heißen Essig verbinden oder aktiven Schwefel mit getrocknetem Weinbodensatz. Mit einem Quäntchen Pfeffer würze man das Hirn eines Huhnes; damit bestrichene Glieder werden nach Abwehr des Schmerzes gesund werden.

Wenn aber die Gewalt der blinden Maus[P] geschadet hat, reibe man ein, was von den sich drehenden Wagen(rädern) als Spur im Boden markiert ist: Eine wunderbare Kur wird vom gemeinen Staub geboten.

XLVII
Bei plötzlichem Schmerz, Fieber und Zerschlagenheit

Manchmal gibt es einen neuen Grund für einen plötzlichen Schmerz, dessen Ursache verborgen und mit bestimmten Heilmitteln zurückzudrängen ist. Es nützt freilich, Schöllkraut, mit Salz vermischt, aufzulegen; auch heilen stets wärmende Wollvliese, mit Schwefel getränkt.

Zerschlagenheit mit zähem Honig einzusalben ist nützlich.

sin autem calidae depascent corpora febres,
tunc apii sucus leni sociatur olivo:
membra lines, fotuque ferus mulcebitur ignis.
nec spernendus adeps, dederit quem bestia meles.
seminecis cervi lacrimam immiscere liquori
convenit atque artus illinc mulcere calentes.
febribus at longis galli nova iura vetusti
subveniunt, tremulis etiam medicantia membris.

XLVIII
Quartanae typo remediando

nec tu crede levem dilato tempore febrem,
quae spatium sibi dat, magis ut cessando calescat:
letali quoque grassatur quartana calore,
ni medicas adhibere manus discamus et herbas.

alia non pudeat terno cum cimice trita
et diluta mero mediis haurire diebus;
aut teneram iecoris murini ducere fibram,
quattuor ut duri iungantur scripula Bacchi.
mira est apsinthi cum simplice potio lympha.

sume tribus digitis adprensum semen anesi,
tantundem marathri nec mulsum desit aceti,
in cuius cyatho praedicta salubriter hauris.
Maeoniae Iliados quartum suppone timenti,
aut leporis trepidi diluta coagula trade.
prodest et potu, sed mulsus, Doridis umor.

Wenn aber heiße Fieber die Körper verzehren, dann soll man Knoblauchsaft mit leichtem Olivenöl verbinden: Die Glieder streiche man ein und durch die Wärme wird das wilde Feuer beschwichtigt. Nicht zu verachten ist auch das Fett, welches der wilde Dachs gibt. Günstig ist es, die Träne eines halbtoten Hirsches mit Flüssigkeit zu vermischen und damit die heißen Glieder zu beruhigen. Bei langwierigen Fiebern werden neue Brühen aus altem Huhn helfen, die auch zitternde Glieder heilen.

XLVIII
Zur Heilung von Viertagefieber

Man glaube nicht, dass ein Fieber, das von einer Zwischenzeit verzögert wird, leicht sei; es gibt sich nur eine Pause, damit es nach der Ruhe noch mehr glüht: Mit tödlicher Hitze tobt das Viertagefieber, wenn wir nicht heilende Hände und Kräuter anzuwenden lernen.

Man soll sich nicht scheuen, Knoblauch, mit je drei Wanzen zerquetscht und in unverdünntem Wein aufgelöst, am Mittag zu trinken; oder man soll den zarten Lappen einer Mäuseleber mit vier Skripeln[Q] unvermischten Weins verbinden. Wundervoll ist ein Trank Wermut mit einfachem Wasser.

Nimm mit drei Fingern erfassten Samen von Dill, ebenso viel von Fenchel; auch soll nicht Essig-*Mulsum*[P] fehlen, in dessen Schöpfkelle du das Vorgenannte gesund schöpfst. Man lege unter denjenigen, der sich fürchtet, das 4. Buch der *Ilias* des Mäoniers[O] (Homer[A]) oder gebe ihm das aufgelöste Lab eines ängstlichen Hasen. Es nützt auch als Trank, aber als *Mulsum*[P], der Saft der Doris[G] (Meerwasser).

quidam etiam miranda ferunt, veniente calore
iurantes ludum Veneris munusque petendum.
sed prius est oleo parvas fervescere ranas
in triviis illoque artus perducere suco.

XLIX
Tertianae typo remediando

est etiam alternis febris rediviva diebus,
tempora discernens quasi iustae pondere librae.
ut possis igitur talem prohibere furorem,
involves cera sine caudis grana cumini
Puniceaeque indes pelli colloque ligabis.

pulei ramus lanae velatus amictu
tempore suspecto medicos praebebit odores.
praeterea tritus cimex sorbendus in ovo,
horridus attactu, sed gustu commodus apto.

L
Cottidianae typo remediando

at qui continuis non cessat adire diebus,
sed tantum certas morbus discriminat horas,
triticeum metuit granum, si credere dignum est,
quod latitans fracto fuerit sub pane repertum.

Manche überliefern auch Bewundernswertes, etwa wenn sie darauf schwören, bei Ankunft des Fiebers das Spiel und den Dienst der Venus[G] (Horaz, *Oden* 3,12,1) zu suchen (Geschlechtsverkehr zu haben). Doch zuvor ist es nötig, in Öl kleine Frösche an einer Wegegabelung zu erhitzen und mit diesem Saft die Gelenke einzureiben.

XLIX
Zur Heilung von Dreitagefieber

Es gibt ein anderes Fieber, das sich an jedem zweiten Tag erneuert und dabei die Zeiten unterscheidet wie durch das Gewicht einer gerechten Waage. Damit man also ein solches Wüten verhindern kann, soll man in Wachs Schwarzkümmelkörner ohne ihre Anhängsel einwickeln, in einen purpurnen Leder(beutel) geben und am Hals festbinden.

Ein Zweig von Polei in einem Tuch aus Wolle wird zur verdächtigen Zeit heilende Düfte bereiten. Außerdem ist eine zerriebene Wanze in Ei zu schlürfen, schrecklich anzufassen, aber mit geeigneten Schluck von Vorteil.

L
Zur Heilung von Eintagsfieber

Die Krankheit aber, die fortwährend täglich zu kommen nicht aufhört, aber nur bestimmte Stunden unterscheidet, hat – wenn das glaubwürdig ist – Furcht vor dem Weizenkorn, das versteckt unter dem gebrochenen Brot gefunden wird.

nec non ossa iuvant saeptis inventa domorum;
convenit haec tereti pendentia subdere collo.
multaque praeterea verborum monstra silebo;
nam febrem vario depelli carmine posse
vana superstitio credit tremulaeque parentes.

LI
Hemitritaeo depellendo

mortiferum magis est quod Graecis hemitritaeos
vulgatur verbis; hoc nostra dicere lingua
non potuere ulli, puto, nec voluere parentes.

inscribes chartae quod dicitur »abracadabra«
saepius et subter repetes, sed detrahe summam
et magis atque magis desint elementa figuris
singula, quae semper rapies, et cetera †figes,
donec in angustum redigatur littera conum:
his lino nexis collum redimire memento.

nonnulli memorant adipem prodesse leonis.
coralium vero si †cocco nectere† velis
nec dubites illi veros miscere smaragdos,
adsit baca teres niveo pretiosa colore:
talia languentis conducent vincula collo
letalesque abiget miranda potentia morbos.

Ebenso nützen Knochen, die man in den Wandgefachen von Häusern (Lukrez 1,489) gefunden hat; es empfiehlt sich, sie als Kette um den langen Hals zu hängen. Darüber hinaus werde ich viele Wortungeheuer (magische Sprüche) verschweigen, denn dass Fieber von einem bunten Lied (Zauber) vertrieben werden könne, glauben nur eitler Aberglaube und zitternde Mütter.

LI
Zur Vertreibung von Anderthalbtagefieber

Noch tödlicher ist, was in griechischen Worten allgemein *hemitritaion* (Anderthalbtagefieber) heißt; in unserer Sprache vermochte dies niemand zu benennen, wie ich glaube, und unsere Vorväter wollten es nicht.

Einschreiben sollst du auf ein Blatt das so genannte Abracadabra, und es öfter und unterhalb wiederholen, aber ziehe von dem Obersten ab, und mehr und mehr einzlen Elemente sollen den Figuren fehlen, die du jeweils wegnimmst; das Übrige sollst du gestalten, bis ein Kegel durch einen Buchstaben zur Enge geführt ist (s. o. S. 7): Mit diesen, in ein Leintuch gebunden, sollst du – merke dies wohl! – den Hals belegen.

Manche erinnern auch daran, dass Löwenfett nützlich sei. Wenn man aber Koralle und Safran (?) verbinden will, soll man nicht zögern, dem echte Smaragde beizumischen (Lukrez 2,805); dabei sei auch eine längliche wertvolle Baumfrucht von weißer Farbe: Solches soll eine Kette am Hals des Erkrankten bilden und die tödlichen Krankheiten mit zu bewundernder Macht vertreiben.

LII
Fracturis vel luxis sanandis

infandum dictu cunctis procul absit amicis,
sed fortuna potens omen convertat in hostes.

vis indigna novo si sparserit ossa fragore,
conveniet cerebrum blandi canis addere fractis,
lintea deinde superque indutas nectere lanas,
saepius et sucos conspargere pinguis olivi:
bis septem credunt coalescere cuncta diebus.
aut veteri Baccho caprae fimus inde petulcae:
hoc reserat clausum, trahit haerens, sanat apertum.

si vero caput infestus colliserit ictus,
ex oleo necti vestis debebit Arachnes;
nesciet haec illinc nisi cum sanarit abire.

quod si luxa suo decedent membra tenore,
urere femineos crines ac iungere sevum
congruet ac tali medicamine mota ligare.
aut malvam ex pingui tritam apposuisse iuvabit.

at si conclusum servabit tibia vulnus,
stercus ovis placidae iunges adipesque vetustos,
pandere quae poterunt ulcus patuloque mederi.

LII
Zur Genesung von Brüchen und Verrenkungen

Unaussprechliches soll allen Freunden fern sein; die mächtige Natur möge es vielmehr in ein Vorzeichen gegen die Feinde verwandeln.

Wenn ungnädige Gewalt mit neuem Bruch die Knochen sprengt, wird es nützen, das Hirn eines freundlichen Hundes den Brüchen aufzutragen, dann Leintücher anzubinden und darüber gedeckte Wolle, häufiger auch die Säfte der fetten Olive (Vergil, *Bucolica* 5,68) aufzuspritzen: Innerhalb von zweimal sieben Tagen wächst, so glaubt man, alles zusammen; oder man trage mit altem Wein (vermischt) den Kot einer stößigen Ziege auf: Dies wird Verschlossenes öffnen, Hängendes lösen und Offenes heilen.

Wenn aber ein heftiger Schlag den Kopf getroffen hat, wird man ein in Öl getränktes Tuch der Arachne[G] (Netz einer Spinne) anwenden; sie soll dies nicht bemerken und von dort erst fortgehen, wenn er geheilt ist.

Wenn verrenkte Glieder aus ihrer Halterung abgehen, ist es nützlich, Frauenhaar zu verbrennen, mit Talg zu vermischen und mit diesem Heilmittel die Verrenkung zu verbinden; oder es wird nützen, zerriebene Malve in Fett aufzutragen.

Wenn das Schienbein eine alte Wunde eingeschlossen bewahrt, verbinde man Mist eines sanften Schafs und altes Fett, was das Geschwür zu öffnen und offenstehend zu heilen vermag.

LIII
Nervis incisis vel dolentibus

haud quisquam credet disiectos vulnere nervos
ad solitum rursus revocari posse vigorem;
sed prodest terrae lumbricos indere tritos,
quis vetus et rancens sociari axungia debet.

si vero occultus nervos dolor urit inertes,
vulturis excisos adipes rutamque remittes
aut ceram et tali recreabis languida fotu.
convenit et calidis pelagi perfundier undis.

Carica vel betis lento cum melle iugetur
aut Baccho madefacta Ceres cum fronde cupressi,
quo poteris fotu recreare rigentia membra.

sin autem subito replicantur corpora morbo.
contractos revocat nervos caro sumpta columbae.

LIV
Aegris somno adsciscendo

non solum miseros taeterrima febris adurit,
sed super optato pergit viduare sopore,
ne prosint placidi caelestia munera somni.

LIII
Bei eingeschnittenen oder schmerzenden Bändern

Kaum jemand wird glauben, dass die durch eine Wunde abgetrennten Bänder wieder zur gewohnten Kraft zurückgerufen werden können, doch nützt es, zerriebene Erdwürmer aufzutragen, denen man alte und ranzige Achsenschmiere[P] hinzufügen muss.

Wenn aber ein verborgener Schmerz die untätigen Bänder verbrennt, soll man ausgetrenntes Fett eines Geiers und Raute oder Wachs zusammenfügen; mit der Wärme dieser Art wird man erfrischen, was ermattet ist. Es ist auch von Vorteil, sie mit heißem Meerwasser zu begießen.

Karische[O] (Feige) vermische man mit Bete und mit zähem Honig oder von Wein durchnässte (Gabe der) Ceres[G] (Getreide) mit dem Laub der Zypresse; mit dieser Wärme wird man die steifen Glieder erfrischen.

Wenn aber plötzlich die Körper durch eine Krankheit gebeugt werden, ruft die zusammengezogenen Bänder die Einnahme von Taubenfleisch zurück.

LIV
Zur Annahme von Schlaf durch Kranke

Nicht nur verbrennt das ekligste Fieber die Bedauernswerten, sondern beraubt sie zudem fortwährend des erwünschten Tiefschlafs, so dass ihnen nicht die himmlischen Geschenke friedlichen Schlummers nützen.

charta igitur, variis pinxit quam littera verbis,
uritur, inde cinis calido potatur in amni.
proderit et magnum capiti substernere †puleium.
prodest et mixtam lymphis potare cupressum.
Palladiis itidem sucis, quos flore rosarum
condieris, iunges madidum tritumque papaver:
quo lita frons facilem praebebit nocte quietem.
nec non mandragorae gustu sopor additur altus.
dilue praeterea glomeramina, quae gerit intus
clausa aries inter geminae coxendicis umbras:
inde soporati ducentur gutture potus.

LV
Lethargiae expellendae

diximus hanc sortem miseris mortalibus esse,
ut saepe inter se mala sint contraria morbi.

denique nonnunquam somno sic membra gravantur,
ut coniungatur leto sopor altus acerbo.
ergo levi flamma torrentur cornua caprae,
quo nidore gravem dispellunt lumina somnum.
aut Veneris labrum quae dicitur herba bibetur,
quae teritur prius et vino confusa liquescit.
conveniunt acidis euphorbia mixta fluentis,
gramina vel rutae, gemina si nare trahantur.

Ein Papier (Papyrus[P]) also, das man mit verschiedenen Worten beschrieben hat, wird verbrannt, und davon wird die Asche in warmer Flüssigkeit getrunken. Es wird auch nützen, große Polei unter den Kopf zu streuen. Es nützt auch, mit Wasser vermischte Zypresse zu trinken. Ebenso verbinde man mit den Säften der Pallas[G] (Olivenöl), die man mit Rosenblüte gewürzt hat, triefnassen und zerriebenen Mohn: Die damit bestrichene Stirn wird nachts leichte Ruhe gewähren. Und auch durch den Geschmack der Alraune wird tiefer Schlaf hinzugefügt. Löse außerdem die Bällchen, die ein Widder zwischen den Schatten der beiden Hüften innen eingeschlossen trägt: Von dort wird man einschläfernde Tränke durch die Kehle zuführen.

LV
Zur Vertreibung der Schlafsucht

Wir haben bereits gesagt, dass folgendes Los den unglücklichen Sterblichen zukommt, dass oft untereinander entgegengesetzte Übel zur Krankheit führen.

Manchmal werden die Glieder so von Schlaf beschwert, dass die tiefe Ruhe mit dem herben Tod verbunden ist. Also werden mit leichter Flamme Ziegenhörner verbrannt, durch deren Gestank die Lider den schweren Schlaf vertreiben; oder man trinke das Kraut, das Venus[G]-Lippe genannt wird (Wilde Karde[P]), das zuvor zerkleinert und in Wein gegossen verflüssigt wird. Es nützen auch Wolfsmilch, mit Essigflüssigkeit vermischt, oder Rautenstängel, wenn sie durch beide Nasenlöcher gezogen werden.

quidam dira iubent: septeno cimice trito
ut vitientur aquae cyathusque bibatur earum;
haec potiora putant quam dulci morte perire.

LVI
Comitiali morbo depellendo

est subiti species morbi, cui nomen ab illo
haesit, quod fieri prohibet suffragia iusta.
saepe etenim membris atro languore caducis
concilium populi labes horrenda diremit.

ipse deus memorat dubiae per tempora lunae
conceptum, talis quem saepe ruina profundit.

prodest cum veteri Baccho fel vulturis atri,
sed coclear plenum gustatu sufficit uno
seu cruor ex Progne mixtus cum polline turis; *Schol.*
aut apium elixum aut conditum melle fel agni;
marrubiumve pari confusum pondere mellis,
cuius terna dabis gustu coclearia in uno.
aptus mustelae cinis est et hirundinis una.
praeterea pluvias, hominis quas calva supino
excepit proiecta sinu, consumere prodest.
aut lapis ex nido, vaga quem congessit hirundo,
vellitur, et nexu fovet attollitque iacentem.

Manche empfehlen auch Schreckliches: Man zerreibe je sieben Wanzen, so dass Wasser infiziert wird, und trinke eine Schöpfkelle[Q] von ihnen; sie glauben, dass dies besser ist, als in süßem Tod umzukommen.

LVI
Zur Vertreibung der Epilepsie

Es gibt eine Art von plötzlicher Krankheit, der ihr Name (*comitialis*, »Versammlungskrankheit«; Epilepsie) deshalb anhängt, weil sie verhindert, dass gerechte Abstimmungen geschehen. Oft nämlich hat, wenn Glieder von schrecklichem Leiden gestürzt wurden, der fürchterliche Sturz die Versammlung des Volkes unterbrochen.

Der Gott (Asklepios[G]) selbst erwähnt einen zu Zeiten des zweifelnden Mondes (Neumond) Ergriffenen, den ein solcher Umsturz häufig niederwarf.

Es nützt die Galle des schwarzen Geiers mit altem Wein, aber ein voller Esslöffel[Q] in einem Schluck (genommen) reicht aus; oder das Blut einer Schwalbe (Prokne[G]), mit Weihrauchmehl vermischt; oder das Elixir der Biene oder mit Honig gewürzte Lammgalle; oder Andorn, mit gleichem Gewicht von Honig vermischt, von dem man je drei Esslöffel[Q] in einem Schluck geben wird. Geeignet sind auch die Asche von Wiesel zusammen mit Schwalbe. Außerdem hilft es, Regenwasser einzunehmen, das ein Menschenschädel, in hohlem Trog gehalten, eingefangen hat; oder es wird ein Stein aus einem Nest, das die schwebende Schwalbe erbaut hat, gerissen; er nützt, wenn er aufgehängt wird, und richtet den Gestürzten wieder auf.

pellitur, ut fama est, gustu quoque languor anethi.

LVII
Regio morbo depellendo

regius est vero sublimi nomine morbus
molliter hic quoniam celsa curatur in aula.
huic rubia ex mulsa fertur conducere lympha.
alia trita dabis vino madefacta calenti.
vellera cum vivo suffiri sulphure prodest.

LVIII
Infantibus dentibus vel strige inquietatis

nudum hominem primo mundi natura profudit;
insuper excruciat, niveis cum dentibus armat.

collo igitur molli dentes nectentur equini,
qui primi fuerint pullo crescente caduci.
aut teneris cerebrum gingivis inline porci
aut leporis niveumve hirtarum lacte caprarum.

praeterea si forte premit strix atra puellos
virosa inmulgens exertis ubera labris,
alia praecepit Titini sententia necti,
qui veteri claras expressit more togatas.

Vertrieben wird – wie es heißt – durch das Kosten von Dill auch die Trägheit.

LVII
Zur Vertreibung der Gelbsucht

»Königlich« heißt aber mit einem feinen Namen die Krankheit (Gelbsucht), weil sie am hohen Hof kuriert wird. Gegen sie wird, so sagt man, Krapp in *Mulsum*[P]-Wasser verabreicht, andere geben ihn in heißem Wein zerrieben und durchnässt. Wollvliese mit aktivem Schwefel zu beräuchern nützt.

LVIII
Für Kleinkinder, die durch Zahnen oder Hexen beunruhigt sind

Nackt goss die Natur (Lukrez 5,225) den Menschen zu Anfang der Welt aus; um ihn darüber hinaus zu quälen, bewaffnete sie ihn mit weißen Zähnen.

Am weichen Hals (des zahnenden Kleinkinds) also sollen Pferdezähne angebunden werden, die bei einem Fohlen die ersten ausfallenden Zähne gewesen sind; oder man reibe auf das zarte Zahnfleisch das Hirn eines Schweins oder Hasen oder die weiße Milch von struppigen Ziegen.

Wenn zudem einmal eine böse Hexe die Knäblein bedrängt und den entgegengestreckten Lippen ihre vergifteten Brüste aufdrückt (Vergil, *Aeneis* 11,572), lehrte Knoblauch anzubinden ein Spruch des verstorbenen Titinius[A], der in alter Weise berühmte *togatae*[A] (Komödien) schuf.

LIX
Combusturis igne vel frigore

sunt diversa quidem mala frigoris atque caloris,
sed tamen amborum simili nocet ulcere virus;
illa quoque usta putes quae sunt nive laesa rigente.

conversa in cinerem platani pila curat utrumque.
at vero ambustum flammis, qui candidus ovi
sucus inest, penna inductus sanare valebit.
aut tu sucosae cinerem perducito lanae;
aut vivam ex oleo veteri componito calcem;
hordea vel franges atque ovi candida iunges,
adsit adeps porcae: mira est haec forma medelae.
utere praeterea, pariter sevumque capellae
iunge, chelidoniis ac sic line vulnera sucis.

quodque rigens ussit glacies, axungia simplex
mulcet et ex facili grata est medicamine cura.

LX
Venenis prohibendis

ut tutus fias infestae fraude novercae
vel quicunque tuo carpetur lividus auctu,
non expectatis eat obvia cura venenis.
ante cibos igitur iuglandis fetus edatur.

LIX
Bei Verbrennungen durch Feuer oder Frost

Es sind zwar unterschiedliche Übel von Kälte und Hitze, doch schadet die Krankheit von beiden mit ähnlichem Geschwür; ja, man kann sogar jenes für verbrannt halten, was durch den klirrenden Schnee verletzt ist.

Zu Asche verwandelter Ball der Platane heilt beide. Dem aber, was von Flammen verbrannt ist, wird der weiße Saft, der im Ei enthalten ist, mit einer Feder aufgetragen, Heilung zu bringen vermögen; oder man soll die Asche von frischer Wolle auftragen oder gebrannten Kalk in altem Öl auflegen; oder man zerreiße Gerste und verbinde sie mit Eiweiß. Auch Schweinefett sei dabei: Wunderbar ist diese Form von Heilmittel! Außerdem nütze man Schöllkraut, gleichermaßen verbinde man den Talg eines Zickleins, und so streiche man die Wunden mit den Säften ein.

Und was die starre Eiseskälte verbrannt hat, wird Achsenschmiere[P] lindern: Aus einem einfachen Heilmittel kommt willkommene Kur!

LX
Zur Verhinderung von Vergiftungen

Damit du sicher bist, den Machenschaften einer tückischen Stiefmutter (Vergil, *Georgica* 2,128; 3,282) oder vor jedem, der durch deinen Wohlstand gierig geworden ist, soll die Vorsicht den nicht erwarteten Giften entgegentreten: Vor den Mahlzeiten soll also die Frucht der Walnuss gegessen werden.

produnt electri variantia pocula virus.
praeterea coctae querno cum cortice lymphae
conveniunt potu demersave ficus olivo.
saepe etiam raphanum praedixit numen edendum.

antidotos vero multis Mithridatia fertur
consociata modis; sed Magnus scrinia regis *Schol.*
cum raperet victor, vilem deprendit in illis
synthesin et vulgata satis medicamina risit.
bis denum rutae folium, salis et breve granum
iuglandesque duas, tereti tot corpore ficus:
haec oriente die parco conspersa Lyaeo
sumebat, metuens dederat quae pocula matri.

LXI
Venenis datis

si nequit infandum praevertere cautio virus,
proximus ille gradus data pocula pellere cura.
lacte asinae placidaeque bovis prodesse loquuntur.
Vettonicam ex parco sumunt plerique Lyaeo.
quod si hederae sucum, quae truncos implicat altos *Schol.*
instilles pateris, poterunt haud ulla nocere
pocula, quae quisquam saevis vitiaverit herbis.

si quis hyoscyamum gustarit, lacte capellae
exhausto subitos poterit mulcere furores.

Becher, die wie Bernstein schimmern, verraten Gifte. Außerdem nützt mit Eichenrinde gekochtes Wasser und eine in Olivenöl getränkte Feige. Oft hat auch die Gottheit (Asklepios[G]) empfohlen, Rettich zu essen.

Das Gegengift des Mithridates[H] soll aus vielen Zutaten zusammengesetzt worden sein; doch als der Große (Pompeius[H]) als Sieger die Zelte des Königs plünderte, fand er in ihnen eine billige Zusammensetzung und ganz gewöhnliche Heilmittel – und lachte! Zweimal zehn Rautenblätter, ein kleines Salzkorn und zwei Walnüsse, ebensoviele mit dem ganzen Körper zerriebene Feigen – dies nahm er zu Tagesbeginn, mit ein wenig Wein verrührt, zu sich, nachdem er aus Furcht die Becher (erst) der Mutter gegeben hatte.

LXI
Bei verabreichten Giften

Wenn Vorsicht das unaussprechliche Gift nicht abwenden kann, ist der nächstliegende Schritt, angebotene Becher mit Sorgfalt abzulehnen. Man sagt, nützen werde die Milch einer Eselin oder einer sanften Kuh. Die meisten nehmen Betonie in einer kleinen Menge Wein ein. Wenn man den Saft von Efeu, der sich um die Stämme der hohen Bäume rankt (Catull 61,34f), in Schalen träufelt, werden keinerlei Becher etwas schaden können, die jemand mit wütenden Kräutern vergiftet hat.

Wenn jemand Bilsenkraut zu sich genommen hat, werden mit Ziegenmilch dem Erschöpften die plötzlichen Rasereien abgemildert.

LXII
Vulneribus et reduviae curandis

vulnera tabescunt spatio vitiata vetusto,
curaque nil prodest nec ducitur ulla cicatrix.
sed tamen herbarum tam mira potentia pollet,
ulceris annosi sinus ut coalescere possit,
marrubium si tute coquas illoque liquore
vulnus atrox foveas, cineres vel harundinis altae
inducas leporisve adspersa coagula vino
aut hederam Baccho decoctam aut semen anethi
aut cineres alni tardo cum melle ligentur.
lumbrici terrae poterunt conducere vulnus
aut facilis lapathi coma latior ulcera purgat,
cum miscetur adeps, sed non ullo sale tactus.
pinea praeterea vivo cum sulphure cortex
et pice cum spissa iam perdita membra reponit.

LXIII
Verrucis tollendis

interdum existit turpi verruca papilla;
hinc quondam Fabio verum cognomen adhaesit,
qui solus patriae »cunctando restituit rem«.

LXII
Zur Kurierung von Wunden und Niednägeln

Wunden, die durch einen langen Zeitraum verschlimmert sind (Lukrez 2,1174; 3,774; 5,827), schwären, und keine Kur nützt, wenn nicht irgendeine Vernarbung herbeigeführt wird. Doch ist die Macht der Pflanzen so wunderbar kraftvoll, dass sie die Klüfte eines alten Geschwürs zusammenwachsen lassen kann, wenn man Andorn sicher abkocht und mit jener Flüssigkeit die wilde Wunde behandelt oder die Asche eines hohen Schilfrohrs oder eines Hasen verströmtes Lab in Wein einfügt oder wenn man Efeu, in Wein abgekocht, oder Samen von Dill oder Aschen von Erle mit langsamem Honig verbindet. Auch Regenwürmer werden die Wunde versorgen oder das einfache breitere Haar von Ampfer die Wunden reinigen, wenn Fett beigemischt wird, das aber nicht von irgendeinem Salz berührt ist. Pinienrinde mit aktivem Schwefel und mit dichtem Pech stellt die schon aufgegebenen Glieder wieder her.

LXIII
Zur Aufhebung von Warzen

Manchmal steigt eine Papel in einer schändlichen Warze (*verruca*) auf; daher hing einst der wahre Beiname an (Quintus) Fabius (Maximus Verrucosus)[H], der allein dem Vaterland »durch Zaudern den Staat wiederherstellte« (Ennius, *Annalen* 370).

id poterit vitium sanguis curare lacertae,
aut urina canis cum terra inducta madenti,
aut herbae sucus quae lactea nomine fertur. *Schol.*
est tithymallus item tali satis apta medelae. *Schol.*

si rupta inmensos fundit verruca cruores,
purpureo triti cineres de vellere prosunt,
quod fuerit vero conchyli sanguine tinctum.

LXIV
Haemorrhoidibus medendis

excruciant turpes anum si forte papillae,
agrestis prodest radix superaddita porri,
ne violet sanum, iuglandis fragmine clausa.
sal niveum sumes, Beticum quod nomine dicunt,
dulcia cumque nigra iunges fuligine mella
apponesque super: pellit medicina dolorem.

Diese Beschwerde wird das Blut einer Eidechse heilen oder Urin eines Hundes, mit triefnasser Erde versetzt, oder der Saft des Krautes, das mit dem Milch-Namen benannt ist (*lathyris*; eine Wolfsmilch-Art); ebenso ist *tithymallus* (eine offenbar andere Wolfsmilch-Art) für dieses Heilmittel ganz geeignet.

Wenn die aufgerissene Warze maßlose Blutmengen vergießt, nützen zerriebene Aschen von purpurner Wolle, die mit dem wahren Blut der (Purpur)schnecke gefärbt worden ist.

LXIV
Zur Heilung von Hämorrhoiden

Wenn einmal schändliche Papeln den After quälen, nützt die aufgelegte Wurzel von Ackerlauch, in ein Stückchen Walnuss eingeschlossen, damit sie nicht Gesundes verletzt. Man nehme weißes Salz, das man Baetisches[O] nennt, und wenn man süße Honige mit dunklem Ruß verbindet und darauf auflegt, vertreibt diese Medizin den Schmerz.

JACOBI CARMEN IN CODICE A (fol. 57[v])

herbarum species, pulchros cum germine flores,
virgultique comas lente radice revulsas,
si tu lentifluos viridi de cortice sucos
atque salutiferas vires vel nomina nosse
iure velis, animis satagis servare secundis,

hunc librum legito, subtili mente revolve;
sic rerum poteris gnarus cognoscere causas,
quicquid humus gignit, vel quid fert marmora ponti,
quicquid arena fovet, quae magni glarea Nili,
squamigerasque vagas vitreo sub fonte catervas,
quicquid ad astra volat, quae reptant pectore terras,
quae vescant rapido frendentes aera saltu,
messis aromaticae maniplos Oriente relatos,
balsama gratiflua flagrantis pistica nardi;
quin etiam poteris placito languentibus haustu
a domino dominante piam praestare medellam.

inclitus, invictum Christi virtute tropheum
qui regit, haec fieri Karlus rex namque modestus
mandat, ut in saeclis rutilet sophisma futuris;
legit enim famulus stilo animoque Iacobus.

JAKOBUS: EINLEITUNGSGEDICHT IN CODEX A

Wenn du der Kräuter Arten, die schönen Blüten mit der Knospe, die Blätter des Zweigs, langsam von der Wurzel gebogen, die langsam von der grünen Rinde fließenden Säfte und die Gesundheit bringenden Kräfte und Namen mit Recht kennenlernen willst und mit geneigten Sinnen zu bewahren bemüht bist,

dann lies dieses Buch, blättere (»rolle«; s. o. S. 14) es mit feinem Verstand durch; so wirst du wissend die Gründe der Dinge zu erkennen vermögen, was immer die Erde hervorbringt oder was die glänzende Meeresfläche trägt, was immer der Sand fördert, was der Kies des großen Nilflusses, was die schuppigen wandernden Scharen unter der kristallenen Quelle, was immer zu den Sternen fliegt, was auf der Brust über die Erde kriecht, was die knirschenden Lüfte mit eiligem Sprung vertilgen, die aus dem Orient gebrachten Bündel aromatischer Ernte, die sanft fließenden echten Balsame der funkelnden Narde; ja du wirst sogar Kranken mit einem gefälligen Trank vom herrschenden Herrn ein frommes Heilmittel bereitzustellen vermögen.

Der berühmte, das unbesiegte Siegeszeichen Christi mit Tugend regierende König Karl, der doch auch bescheidene, hat den Auftrag erteilt, dass in künftigen Jahrhunderten das Weisheitswerk glänzt; gelesen hat es freilich mit Stift und Sinn der Diener Jakobus.

SCHOLIA IN CODICE A (fol. 114^{v} - 116^{r})

cap. I: septennodiam dicimus herbam, cuius radices in septem nodis videntur.

cap. II: cocleae sunt in mari minimae ostrearum, quae legumina maris vocantur. dictae cocleae eo quod intus concelentur vel quod conclusae vel concavae.

cap. III: humorem asini siccatum: ego fimum illius intellego quod siccius sit.

cap. IV: papirum apud Nilum dicimus crescere, cuius usus etiam luminaribus adest.

cap. V: lupinae sunt legumina, unde Virgilius »tristesque lupinos«, id est amaros.

cap. VI: roboleas pilas poma de rubo vel robore video.

cap. VII: cerussam nos dicimus quae remanet plumbo decocto, unde et picturis adhibetur.

cap. VIII: cartam Egyptiacam papirum intellego, cuius est ibidem copia.

SCHOLIEN IN CODEX A

v. 13: Siebenknoten nennen wir das Kraut, dessen Wurzeln in sieben Knoten erscheinen (Schachtelhalm?).

v. 21: *cocleae* (Muscheln) sind im Meer sehr kleine Muscheln, die man auch Meeresgemüse nennt. Sie werden deshalb *cocleae* genannt, weil sie sich innerhalb verbergen (*concelentur*) oder weil sie verschlossen (*conclusae*) und gewölbt (*concavae*) sind.

v. 74: getrocknete Flüssigkeit des Esels: Ich verstehe darunter den Mist von ihm, weil der trockener ist.

v. 81: Papyrus wächst – so sagen wir – am Nil; sein Nutzen steht auch den Leuchten zur Verfügung.

v. 82: Lupinen sind Gemüse, daher Vergil (*Georgica* 1,75): »traurige Lupinen«, d. h. bittere.

v. 109: Als *roboleae pilae* (rote Kugeln) sehe ich die Frucht der Brombeerstaude (*rubus*) oder der Wintereiche (*robur*) an.

v. 139: Als Bleiweiß bezeichnen wir, was nach dem Abkochen von Blei übrig bleibt, woher es auch für Gemälde verwendet wird.

v. 139: Unter *carta Egyptiaca* verstehe ich Papyrus, von dem es ebendort (in Ägypten) eine große Menge gibt.

cap. IX: »nepe« dicitur cancer, »vivens« autem eo, quod diu vivat in igne.

cap. X: »tipho se tollet inani« tumore videlicet qui officit ac per hoc inanis est.

cap. XI: Actiacum mel potest videri ab Actio, quae pars vel provintia Gretiae est.

cap. XII: curvature in genibus poplites dicuntur, quae utrimque [i]ungi iubentur.

cap. XIII: tolles, si rite recordor, legi eminentias cervicis. unde torosa cervix tollis eo quod extollatur, et emineat.

cap. XIV: rorem marinum etiam nos vulgo terimus. est autem herba, cuius flos violaceus (*Codex*: violatius) est, [est] autem in hortis plantata.

cap. XVI (*im Codex nach XV*): »Nicholaum mel« ab auctore, quod ille probavit.

cap. XV: »niveum aselle sucum«. ego lact ex asina intellego.

cap. XVII: »Febigenam« dicimus a Phoebo id est ab Apolline genitam, quia et ipse medicinae artis inventor.

v. 195: *nepe* heißt ein Krebs, »lebend« aber deshalb, weil er lange im Feuer leben kann.

v. 216: »bläst sich mit eitlem Stolz auf«, nämlich durch einen Tumor, der anschwillt und dadurch aufgeblasen ist.

v. 269: Actischer Honig kann von Actium (zu kommen) scheinen, was ein Teil oder eine Provinz Griechenlands ist.

v. 281: Die Biegungen in den Knien nennt man Kniekehlen; es wird angeordnet, dass sie auf beiden Seiten gesalbt werden sollen.

v. 287: Von *tolles* (Kropf) habe ich, wenn ich mich richtig erinnere, als von den Auskragungen am Hals gelesen, daher ist der Hals von *tolles* verdickt, weil er herausgehoben (*extollatur*) und auskragend ist.

v. 319: Von Rosmarin sprechen auch wir noch allgemein. Es ist aber ein Kraut, dessen Blüte violett ist; es wird in Gärten gepflanzt.

v. 328: »Nikolaus-Honig« nach dem Autor, der ihn gebilligt hat.

v. 338: »schneeweißer Esels-Saft«: Ich verstehe darunter Milch von einer Eselin.

v. 360: »Phoibos-gezeugt« nennen wir die von Phoibos[G], d. h. Apollo, gezeugte (Gabe), weil auch er der Erfinder der medizinischen Kunst ist.

cap. XVIII: insana est herba eo quod insani capitis faciat bibentem, vulgo morella sive delira vocatur.

cap. XIX: cinis corticis de subere prodest si potetur cum calido lieo, ita littera videtur.

cap. XX: »pilulas« diminutivae tenera frondium, quae ex platano cum aceto restringunt sanguinem.

cap. XXI: semen fraxini ego resinam vel succum qui ex eo profluit accipio.

cap. XXII: fibra lupini iecoris quae videlicet latet in corde lupi illius videlicet animantis.

cap. XXXIII: fluvialis hirundo quod circa fluvios vagetur. cuius cruor exsectus prodest vel, si hirudo, sanguissuga.

cap. XXIV: mirica frutex infructuosa, quae nascitur in locis desertis et harenosis. ros marinus, ut dixi.

cap. XXV: lienem dicimus splen qui consumitur, si a ieiunio erivam sumatur, quod est genus leguminis.

cap. XXVI: corneliaci dicuntur quibus corneliae sunt corruptae, quae partes sunt intestinarum.

v. 363: *insana* (»wahnsinnig«) ist das Kraut (Bilsenkraut) deshalb, weil es den, der es zu sich nimmt, wahnsinnigen Verstandes macht. Allgemein wird es *morella* oder *delira* genannt.

v. 374: Die Asche von Korkeichen-Rinde nützt, wenn sie mit warmem Wein getrunken wird; so scheint die Wortbedeutung zu sein.

v. 378: Als »Bällchen« (bezeichnet man) das Zarte der kleinen Blätter, was aus der Platane mit Essig den Blutfluss stillt.

v. 382: Als Samen der Esche nehme ich das Harz oder den Saft an, der aus ihr fließt.

v. 395: Der Lappen einer Wolfsleber, die offenkundig in der Brust jenes noch lebenden Wolfes verborgen ist.

v. 407: Fluss-Schwalbe (*hirundo*), weil sie um die Flüsse umherfliegt. Deren herausgeschnittenes Blut nützt, oder, wenn ein Blutegel (*hirudo*) gemeint ist, dieser Blutsauger.

v. 408: Tamariske ist ein unfruchtbarer Strauch, der an wüsten und sandigen Orten entsteht. Rosmarin, wie ich schon (cap. XIV zu v. 319) gesagt habe.

v. 414: Als *lien* benennen wir eine Milz, die aufgezehrt wird, wenn man vom Frühstück an Erve einnimmt, die eine Art von Gemüse ist.

v. 488: *corneliaci* (Verschreibung für *coeliaci*) heißen diejenigen, denen die *corneliae* verdorben sind, die Teile der Eingeweide sind.

cap. XXVII: scilleum vinum a loco potest videri et scopulosa genista quae in scopulis vel arduis nascitur, et »scropulosae«.

cap. XXVIII: Mercurialis herba est vulgoque teritur. ac per hoc aliter nescio nomen eius interpretari.

cap. XXIX: caerasi pomum longo tempore servatum sicut videmus usque ad annum in tempus. maxime in Italia fit.

cap. XXX: pirameam arborem: ego maiorem (*Codex*: malorem) morum intellego eo quod »Piramus et Tisbe (*Codex*: piramis eutisbe) iuvenum pulcherrimus alter, alter<a> quas oriens habuit prolata puellis«. mutuis amoribus conversi narrentur. lege metamorphoseon Ovidii.

cap. XXXI: abrotonum nos similiter eo quod a bromio id est nausia stomachi procuret.

cap. XXXII: melantium git Greca appellatione eo quod sit nigrum, vile pro eo quod habundet.

cap. XXXIII: avis cum tremulis pellibus simulans alas est vespertilio, vulgo calva sorix, apud vos mustro.

v. 505: *scilleum vinum* (eigentlich: Meerzwiebelhonig) kann vom Ort (Skylla) her erklärt werden; *scopulosa genista* (v. 507), weil er an Klippen (*scopula*) und Abhängen entsteht; (man liest) auch *scropulosae*.

v. 515: Bingelkraut ist ein Kraut und wird gemeinhin zerrieben. Dabei weiß ich seinen Namen nicht anders zu deuten.

v. 538: Das Obst des Kirschbaums wird für lange Zeit konserviert, wie wir sehen, bis zum Zeitraum von einem Jahr. Am meisten geschieht dies in Italien.

v. 548: Pyramus-Baum: Ich verstehe darunter den größeren Maulbeerbaum deshalb, weil »Pyramus und Thisbe, er der schönste der jungen Männer, sie die (schönste) von den Mädchen, die der Osten hervorgebracht hat«, in Liebe einander zugeneigt waren; man lese Ovids *Metamorphosen* (4,55ff).

v. 569: *abrotonum* (Heiligenkraut) nennen auch wir so ähnlich, weil es vor *bromium* (Gestank), d. h. vor dem Erbrechen des Magens, schützt.

v. 569: *melanthium* (»Schwarzblüte«) wird *git* (Schwarzkümmel) mit griechischem Namen genannt, weil er schwarz (griechisch *melas*) ist, »wohlreil«, weil es Überfluss an ihm gibt.

v. 664: Der Vogel mit den zitternden Fellen, der Flügel nachahmt, ist die Fledermaus, die gemeinhin »kahles Käuzchen« heißt, bei uns *mustro*.

cap. XXXIV: Phitagoras, philosophus abstinens ab omnibus quae sanguinem habent, cimino cum pane usus est. inde Phit<a>gorem ciminum.

cap. XXXV: Epidaurius: Apollo repertor artis medicinae, a loco videlicet nomen habens.

cap. XXXVI: vivices dicimus plagas quae fiunt cum virgis hiulcae, dictae vivices eo quod vi aguntur.

cap. XXXVII: Larissa est civitas Thesaliae, clara olim Achille, unde Larisaeus Achilles. Lege Ovid(ium) in metamorfoseon de asta eius et Telefo Greco.

cap. XXXVIII: mixtus cruor Prognae id est hirundinis cum pulvere turis. lege Virg(ilium) »et manibus Prognae pectus si(g)nata cruentis«.

cap. XXXIX: Magnus Pompeius triumphavit de Metridate rege Armeniae, in cuius scriniis repperit huiusmodi antidotum.

cap. XL: hedera dicitur eo quod hereat parietibus vel arboribus, est autem et terrestris, est et qui altos circumligat truncos.

cap. XLI: lactea herba est vulgoque ita dicitur eo quod sucus illius lactis habeat similitudinem. titimalus similiter.

v. 734: Pythagoras[A], der Philosoph, der sich allem enthielt, was Blut hat, nutzte Kümmel mit Brot, daher »Pythagoras-Kümmel«.

v. 768: Epidaurisch: Apollo, der Erfinder der medizinischen Kunst, der offenkundig nach dem Ort diesen Namen hat.

v. 796: *vivices* nennen wir Wunden, die mit Ruten klaffend geschlagen werden; sie heißen deshalb *vivices*, weil sie »mit Gewalt« (*vi*) zugefügt werden.

v. 830: Larissa ist eine Gemeinde in Thessalien, einst durch Achilles berühmt, daher »der Larissäer« Achilles. Lies Ovid in den *Metamorphosen* (13,171; vgl. 12,111) über dessen Lanze und über den Griechen Telephos.

v. 1014: Das gemischte Blut der Prokne[G], d. h. der Schwalbe, mit Pulver von Weihrauch. Lies Vergil (*Georgica* 4,15): »auch die mit blutigen Händen gezeichnete Brust der Prokne«.

v. 1062: »Der Große« Pompeius triumphierte über Mithridates, den König von Armenien, in dessen Zelten er ein Gegengift dieser Art fand.

v. 1073: Efeu (*hedera*) wird deshalb so genannt, weil die Pflanze an Wänden oder Bäumen hängt (*hereat*); es gibt ihn auf der Erde, es gibt auch einen, der hohe Stämme umschlingt.

v. 1097: Das *lactea*-Kraut wird allgemein deshalb so genannt, weil sein Saft eine Ähnlichkeit mit Milch (*lac*) hat (Wolfsmilch); ähnlich *titimalus* (*tithymallus*; v. 1098).

ANHANG

INTERTEXTUELLE BEZÜGE IM *LIBER MEDICINALIS*

Catull

61,34f	v. 1073
64,49	v. 798

Ennius v. 706

– Annalen

370	v. 1094

– Satiren

69	v. 819

Horaz

– Briefe

1,6,28	vv. 26, 388
1,19,7	v. 706

– Oden

2,2,13	v. 494
2,2,15f	v. 510ff
3,12,1	v. 911
3,19,21	v. 77

– Satiren

2,4,28	v. 528f
2,3,126	v. 32
2,3,163	vv. 26, 388
2,4,27	v. 514
2,6,63	v. 734
2,6,68	v. 706

Lukrez v. 606

1,489	v. 927
2,152	v. 255
2,805	v. 943
2,1174	v. 1078
3,774	v. 1078
4,532	v. 257
4,1028	v. 74
5,225	v. 1029
5,827	v. 1078
5,944	v. 558
6,1114	v. 128

Ovid

– Metamorphosen

1,521	v. 2
3,396	v. 58
4,55ff	v. 548 *& Schol.*
8,650	v. 592
12,111	*Schol. 830*
13,171	*Schol. 830*
15,65	v. 58

– Ex Ponto

3,9,29	v. 58

Plautus . 425

– Curculio

220	v. 402

Vergil

– Aeneis

6,266	v. 785
10,136	v. 584
11,572	v. 1036

– Bucolica

2,52	v. 555
5,68	v. 952
7,41	v. 427

– Georgica

1,75	*Schol. 82*
1,78	v. 24
2,128	v. 1053
3,170f	v. 483
3,283	v. 1053
3,530	v. 57
3,564	v. 81
4,1	v. 262
4,15	*Schol. 1014*
4,79	v. 585
4,279	v. 225

PLINIUS D. Ä. ALS VORLAGE

Serenus	Plinius, *Nat. hist.*				
		67	24,18	132	30,118
			24,79	134	20,144
		68	24,187	135	20,102
13	24,181	69	31,65	137	31,120
15f	20,152				
18	20,150	74f	28,244	144	20,125
19	31,125	82	22,155	146	20,103
20	24,75	84	23,55	148	24,58
21	29,112	85	31,63	149	32,85
24	20,201			154	24,43
		89	30,121	156	28,37
34	20,224	91	30,95		
35	24,187	93	29,31	163	≈ 28,65
37	24,187	97	24,51	164	24,47
39	32,35	98	24,77	169	29,135
40	24,18	99	20,138	172	29,135
				176	29,134
46	24,15	104	29,75f	184	≈ 23,157
47	≈ 23,67	108	29,109		
	≈ 24,42	109	24,13	194	29,126
	24,52	110	32,35	195	≈ 32,74
48	30,134			199	28,171
52	28,191	116	22,32	204	≈ 29,123
54	30,134		≈ 28,145		25,90
		117	20,23	207	29,123
57	7,172	118	32,113	209f	29,125
62	7,137		≈ 28,193	211	25,90
	11,114	119	≈ 32,65	218	29,122
	26,138	126	20,65		
64	20,239			228	31,117
66	20,53	131	24,18	229	28,182

231	23,59
232	24,117ff
233	23,159
	24,42
	≈ 25,175
234	28,178
235	28,179
237	32,82
240	30,22
243	30,23
244	30,27
245	28,56
276	20,196
277	20,95
	32,65
281	28,60
283	30,107
284	22,144
285	28,192
288	30,32
290	20,67
293	20,54
297	29,47
298	20,241
306ff	≈ 20,63
313	20,153
314	23,56
315ff	30,44f
333ff	24,52
340	21,128
342	30,86
343	28,138

347	23,67
350	30,124
352	30,125
356f	30,131
371	20,148
374	24,13
378	24,44
381	≈ 26,31
382	24,46
390	24,46
404	24,79
406	20,95
408	24,67
409	24,76
416	22,151
417	28,201
432ff	20,251
436	23,101
437	20,122
439	30,42
451	29,32
454	20,109
456	35,176
459	23,144
461	30,53
480	24,68
485	20,159
487	20,151
488	29,49
491	20,104

498	24,52
500	24,46
503	31,72
505	≈ 20,99f
506	25,54f & 60
507	24,65
516	25,41
517	23,132
522	≈ 35,190
523	24,52
524f	28,203
527	23,117
530	9,174
532	31,68
537	20,84
	≈ 20,86
538	23,141
540	23,56
548	24,119
551	24,20
555	23,141
556	24,119
564	28,211
568	≈ 20,146
	20,151
569	21,162
570	20,54
	20,218
575	30,62
578	20,196
581	23,38

582	24,52	680	31,65	804	30,112
583	20,237	681	20,104		
	24,75		24,15	812	20,103
584	24,27	682	22,140	815	29,31
589	28,215	684	24,15	816	29,33
591	24,16	687	30,75	817	24,48
592	20,157	689	24,118	818	24,77
595	22,64	694	≈ 24,153		
	36,143			821	≈ 25,101
	≈ 37,184	697	24,47		≈ 29,78
596	23,166	698	24,66	822	20,23
598	20,161	700	24,94		
599	30,67	701	30,71	828	29,69
				831	24,52
609	28,248	714	30,108	832	20,23
613	25,39	716	30,108	834	23,136
617	26,161			838	28,150
	30,126	726f	30,107	840	20,260
620	≈ 20,154	729	22,156	841	25,101
624	29,47				29,78
		739	29,143	843	29,65
629	≈ 29,63	746	24,11	845	23,56
630	29,31	750	≈ 20,344	848	29,77
632	30,112			849	20,126
636	28,61	759	30,106	851	28,150
639	29,32	760	20,141	852	28,150
642	24,13	761	29,40	854	29,58
644	20,157	762	20,55	858	12,81
648	≈ 20,243				≈ 24,24
		771	24,58		≈ 29,77
663	30,132	778	24,15	859	20,158
666	30,134	780	24,53		
668	32,136	782	32,110	867	29,91
670	32,136	784	33,123	869	31,65
		786	22,120	870	23,43
679	23,65			872	28,152

877	29,88
880	29,89
885	29,38
893	29,79
899	≈ 29,63
901	≈ 28,229
904	20,194
908	28,229
911	28,83
912	32,113
919	20,155
921	≈ 29,63
950	30,119
954	28,227
957	≈ 30,78
960	30,79
968	30,115
975	24,15
978	30,110
982	24,88
989	25,150
997	28,230
1002	20,138
1003	29,63
1014	30,91
1015	30,88
1018	30,34
1019	28,7
1021	30,91
1026	24,94
1027	20,52
1029	≈ 7,2
1031	28,258
1033	28,259
1042	24,45
1045	29,33
1047	29,40
1051	28,137
1056	23,147
1057	33,81
1058	24,7
1060	20,25
1061	23,149
1071	28,158
	28,160
1072	25,127
1082	≈ 20,244
1083	24,86
1084	28,190
1085	24,78
1087	≈ 30,115
1090	24,38
1095f	30,81
1097	≈ 20,61ff
1098	26,150
1105	≈ 31,86

LITERATURHINWEISE

Ausgaben und Übersetzungen

Johann Christian Gottlob Ackermann: Quinti Sereni Samonici De Medicina Praecepta Saluberrima. Leipzig 1786

Louis Baudet: Serenus Sammonicus, De Medicina Praecepta / Préceptes médicaux. Paris 1845 (französ. Übersetzung)

[Johann Gottlieb] Thierfelder: Des Q. Serenus Samonicus medicinisches Lehrgedicht, in: Zeitschrift für Medicin, Chirurgie und Geburtshilfe 20 (N. F. 5), 1866, 116–122 (Proben einer geplanten, nicht mehr erschienenen deutschen Übersetzung) [zum Autor s. Stefan Thiel: Der Meißner Arzt Johann Gottlieb Thierfelder (1799–1867) und sein medizinhistorisch-bibliographisches Wirken. Unpublizierte Diplomarbeit, Medizinische Akademie Dresden 1987, sowie Hermann Thierfelder: Die Nachkommen von Johann Gottlieb Thierfelder, Dr. med. praktischer Arzt und Stadtphysikus in Meißen. Ludwigsburg 1960]

Emil Baehrens: Poetae Latini Minores, Bd. III. Leipzig 1881, 103–158

Friedrich Vollmer: Quinti Sereni Liber Medicinalis (Corpus Medicorum Latinorum II 3). Leipzig / Berlin 1916 [dazu: Ders.: Nachträge zur Ausgabe von Q. Sereni liber medicinalis, in: Philologus 75, 1918, 128–133] – ebenda viii–ix Anm. 3 Edition der Scholien in Codex A

Régis Pépin: Quintus Serenus (Serenus Sammonicus), Liber Medicinalis. Paris 1950 (Text mit französ. Übersetzung) – ebenda 115–117 Edition der Scholien in Codex A

Juri Schulz: Quinti Sereni Samonici Liber medicinalis (praecepta saluberrima): Praefationem fecit, adnotavit versibusque rossicis convertit Jurius Schulz. Moskau 1961 (russ. Übersetzung; *non vidi*)

Felice Lombardi: Il »Liber medicinalis« di Quinto Sereno Sammonico. (Scientia veterum, VI. ser.: Collana di studi di storia della

medicina 53) Pisa 1963 (italien. Übersetzung, s. dazu die Rez. von Giuseppe Ongaro, in: Episteme [Milano] 4, 1970, 109–112)

Cesare Ruffato: La medicina in Roma antica. Il Liber Medicinalis di Quinto Sereno Sammonico. Turin 1996 (Text mit italien. Übersetzung) [dazu: Ders.: Considerazioni sulla traduzione del »Liber Medicinalis« di Quinto Sereno Sammonico, in: Lingua e literatura (São Paulo) 26, 2000, 273–290]; Nachdruck nur der Übersetzung als Ders.: Q. Sereno Sammonico, Liber Medicinalis (Ekesy 12). Neapel 2004

Index Verborum und Konkordanz

Paul van de Woestijne: Index Verborum in Q. Sereni Librum Medicinalem. Antwerpen 1941

Anna Rita Corsini: Quinti Sereni Libri medicinalis concordantiae (Alpha–Omega A 148). Hildesheim / New York 1983

In der Einführung genannte antike Autoren und ihre Werke

Apuleius: Heilkräuterbuch (*Herbarius*), latein. / dt. v. Kai Brodersen. Wiesbaden 2015

Catull: Gedichte, latein. / dt. v. Cornelius Hartz (Edition Antike). Darmstadt 2013

Celsus: Von der Medizin, latein. / dt. v. Th. Lederer (Edition Antike). 3 Bde. Darmstadt 2015

Damigeron: Heilende Steine (*De lapidibus*), latein. / dt. v. Kai Brodersen. Wiesbaden 2016

Ennius: Fragmente, latein. / dt. v. Otto Schönberger. Stuttgart 1991 (Zählung der Fragmente nach Johannes Vahlen: Ennianae poesis reliquiae. Leipzig 1903)

Galen: Die verbrannte Bibliothek (*Peri alypias*), griech. / dt. v. Kai Brodersen. Wiesbaden 2015 (Nr. 217 in dem 414 Werktitel umfassenden *Corpus Galenicum*: Bibliographie der galenischen und pseudogalenischen Werke, hg. v. Gerhard Fichtner u. a., Berlin 2015 [nur via http://cmg.bbaw.de/online-publications/hippokrates-und-galenbibliographie-fichtner]; die Fundstellen für die

Werke *De compositione medicamentorum per genera* und *De compositione medicamentorum secundum locos* werden – wie üblich – nach der alten Ausgabe von Carl Gottlob Kühn, Claudii Galeni opera omnia, Bd. XIII. Leipzig 1827 zitiert)

Historia Augusta: Römische Herrschergestalten, dt. v. Ernst Hohl u. a. 2 Bde. Zürich / München 1976–1985

Horaz: Oden und Epoden, latein. / dt. v. Friedemann Weitz (Edition Antike). Darmstadt 2010; Satiren und Briefe, latein. / dt. v. Otto Schönberger / Friedemann Weitz (Edition Antike). Darmstadt 2015

Johannes Lydos: Jean le Lydien, Des magistratures de l'état romain, griech. / französ. v. Michel Dubuisson / Jacques Schamp. 3 Bde. Paris 2006

Lukrez: Welt aus Atomen (*De rerum natura*), latein. / dt. v. Karl Büchner. Stuttgart 1973

Medicina Plinii: Plinius' Kleine Reiseapotheke, latein. / dt. v. Kai Brodersen. Stuttgart 2015

Ovid: Metamorphosen, latein. / dt. v. Michael von Albrecht. Stuttgart 1997; Briefe aus der Verbannung (*Tristia, Ex Ponto*), latein. / dt. v. Wilhelm Willige (Tusculum). München 1990

Palladius: Das Bauernjahr (*De agricultura*), latein. / dt. v. Kai Brodersen (Tusculum). Berlin / Boston 2016

Plautus: Komödien, latein. / dt. v. Peter Rau. (Edition Antike). 6 Bde. Darmstadt 2007–2009

Philon von Tarsos: Supplementum Hellenisticum, griech. hg. v. Hugh Lloyd-Jones / Peter J. Parsons (Texte und Kommentare 11) Berlin / New York 1983, 332f

Plinius: Naturkunde (*Naturalis historia*), latein. / dt. v. Roderich König u. a. (Tusculum). 32 Bde. München u. a. 1973–2004

Scribonius Largus: Der gute Arzt (*Compositiones*), latein. / dt. v. Kai Brodersen. Wiesbaden 2016

Solinus: Wunder der Welt (*Collectanea rerum mirabilium*), latein. / dt. v. Kai Brodersen (Edition Antike). Darmstadt 2014

Vergil: Aeneis, latein. / dt. v. Niklas Holzberg (Tusculum). Berlin / Boston 2015; Hirtengedichte, Landwirtschaft (*Bucolica, Georgica*), latein. / dt. v. Niklas Holzberg (Tusculum). Berlin / Boston 2016

Einführungen in die antike Medizin und Pharmakologie

Heinrich Haeser: Lehrbuch der Geschichte der Medizin, Bd. I. Jena [3]1875 (616)

Julius Pagel: Geschichte der Medizin im Mittelalter, in: Theodor Puschmann: Handbuch der Geschichte der Medizin, hg. v. Max Neuburger / Julius Pagel, Bd. I. Jena 1902, 622–700 (622)

Thomas Clifford Allbutt: Greek Medicine in Rome. London 1921 (420)

Jacques André: Les noms des plantes dans la Rome antique. Paris 1985 (Identifizierung der im *Liber medicinalis* genannten Pflanzen; moderne Namen dann nach Walter Erhardt / Erich Götz / Nils Bödeker / Siegmund Seybold (Hgg.): [Robert] Zander, Handwörterbuch der Pflanzennamen, Stuttgart [19]2014)

Plinio Prioreschi: A History of Medicine, Bd. III: Roman Medicine. Omaha 1998 (503–507)

Christian Schulze: Die pharmazeutische Fachliteratur in der Antike. Göttingen 2003, [3]2007 (94–96)

Vivian Nutton: Ancient Medicine. London 2004, [2]2013 (5)

Sabine Vogt: ... er schrieb in Versen, und er tat recht daran. Lehrdichtung im Urteil Galens, in: Thorsten Fögen (Hg.): Antike Fachtexte / Ancient Technical Texts. Berlin / New York 2005, 51–78

Klaus-Dietrich Fischer: Wenn kein Arzt erreichbar ist. Medizinische Literatur für Laien in der Spätantike, in: Medicina nei Secoli: Arte e Scienza n. s. 24, 2012, 379–401 (385f)

Piers D. Mitchell (Hg.): Sanitation, Latrines and Intestinal Parasites in Past Populations. Farnham / Burlington 2015

Studien zu Quintus Serenus und seinem Liber medicinalis

Thomas Bartholin: De medicis poetis. Kopenhagen 1669

[Johann Christian Gottlob Ackermann]: Briefe über den Quintus Serenus Sammonicus, 1. Brief, in: Neues Magazin für Ärzte 1, 1779, 209–232 (anonym; Zuweisung bei Johann Georg Meusel: Das gelehrte Teutschland. Lemgo [5]1796, 17)

Johannes Schmidt: Zu Q. Serenus Sammonicus, in: Hermes 17, 1882, 239–250

August Baur: Quaestiones Sammoniceae. Diss. Gießen 1886

Johannes Keese: Quomodo Serenus Sammonicus a medicina Pliniana ipsoque Plinio pendeat. Diss. Rostock 1896

Robert Fuchs: Zu Serenus Sammonicus, in: Archiv für lateinische Lexikographie und Grammatik 11, 1900, 37–59

Hugo Gnüg: Sprachliches zu Serenus Sammonicus. Herzogliches Gymnasium Georgianum Hildburghausen, Jahresbericht 1906

Friedrich Ernst Kind: Serenus 7, in: August Friedrich Pauly und Georg Wissowa (Hgg.): Realencyclopädie der classischen Altertumswissenschaft, Bd. II A 2. Stuttgart 1923, 1675–1677

Alf Önnerfors: In Medicinam Plinii Studia Philologica (Uppsala Universitets Årsskrift 1 N. F. 55,5). Uppsala 1963 (63–83 widerlegt Keese 1896)

Stephen Lee Pearce: Quintus Serenus, Liber Medicinalis. Unpublizierte MA-Thesis New Orleans (Tulane) 1974 (*non vidi*)

Bernd Effe: Dichtung und Lehre. Untersuchungen zur Typologie des antiken Lehrgedichts (Zetemata 69). München 1977 (199–204)

Edward Champlin: Serenus Sammonicus, in: Harvard Studies in Classical Philology 85, 1981, 189–212

Eugenia Mastellone Iovane: Reminiscenze letterarie in Q. Sereno Sammonico, in: Bollettino di Studi Latini 14, 1984, 64–79

Kurt Smolak / Klaus-Dietrich Fischer: Serenus (§ 556), in: Reinhart Herzog (Hg.): Restauration und Erneuerung: Die lateinische Literatur von 284 bis 374 n. Chr. (Handbuch der lateinischen Literatur der Antike 5). München 1989, 315–320

Anna Rita Corsini: La praefatio di Sereno Sammonico al Liber medicinalis, in: Carlo Santini / Nino Scivoletto (Hgg.): Prefazioni, prologhi, proemi di opere tecnico-scientifiche latine, Bd. I (Biblioteca del Giornale italiano di filologia 7). Rom 1990, 355–359

Joanne H. Phillips: The Liber Medicinalis Quinti Sereni and Popular Medicine, in: Philippe Mudry / Jackie Pigeaud (Hgg.): Les écoles médicales à Rome. Genf 1991a, 179–186

Dies.: The structure of the Liber medicinalis Quinti Sereni, in: Guy Sabbah (Hg.): Le latin médical. La constitution d'un langage sci-

entifique (Publications de l'Université de Saint-Étienne, Centre Jean Palerne, Mémoires 10). Saint-Étienne 1991b, 337–350

Innocenzo Mazzini: La descrizione delle malattie nei poeti e nei medici, in: Carl Deroux (Hg.): Maladie et maladies dans les textes latins antiques et médiévaux (Collection Latomus 242). Brüssel 1998, 14–28

Kurt Smolak: Medicina apologetica. Das Lehrgedicht des Q. Serenus, in: Ibolya Tar (Hg.): Epik durch die Jahrhunderte (Acta antiqua et archaeologica 27). Szeged 1998, 180–190

Bianca-Jeanette Schröder: Titel und Text. Zur Entwicklung lateinischer Gedichtüberschriften (Untersuchungen zur antiken Literatur und Geschichte 54). Berlin / New York 1999 (191f)

Innocenzo Mazzini: Presenza e funzione della lingua e della letteratura poetiche profane in alcune opere mediche in versi del mondo antico, in: Alfrieda Pigeaud / Jackie Pigeaud (Hgg.): Les textes médicaux latins comme littérature. Paris 2000, 173–185

Alberto Alonso Guardo: Léxico ginecológico y andrológico en Quinto Sereno: entre la expresión literaria y técnica, in: José Francisco González Castro u. a. (Hgg.): Actas del XI Congreso Español de Estudios Clásicos, Bd. II. Madrid 2005, 601–609

Paolo Maini: Messaggi cifrati nel Liber medicinalis di Quinto Sereno? in: Maia 61, 2009, 130–134

Paolo Mastandrea: Sereno Sammonico. Res reconditae e dati di fatto, in: Lexis 30, 2012, 506–519

Svetlana Hautala: »As a Matter of Fact, This is not Difficult to Unterstand!«. The Addresses to the Reader in Greek and Latin Pharmacological Poetry, in: Brigitte Maire (Hg.): »Greek« and »Roman« in Latin Medical Texts (Studies in Ancient Medicine 42). Leiden / Boston 2014, 183–200 (193–195)

Zu einzelnen Versen des Liber medicinalis

zu vv. 3–4: Michael D. Reeve: Q. Serenus, Liber medicinalis 3–4, in: Exemplaria classica (Huelva) 13, 2009, 123–128: statt *qui ... nosti* lies *quae ... novit.*

zu vv. 56–70: Friedrich A. Bahmer / Alexandra Eckert: Phthiriasis, die geheimnisvolle Läusekrankheit der Antike, in: Der Hautarzt 66.2, 2015, 143–148.

zu v. 81: József Révay: Lectiones Serenianae, in: Mnemosyne n. s. 49, 1921, 205–208 (205: *papyro* ist zu halten); anders Aldo Lunelli: Q. Serenus, Liber medicinalis 81, in: Maia n. s. 53, 2001, 33–36 (zu lesen sei *apyro*).

zu v. 114: Révay 1921, 205f: vor *membra* ist *quo unguine* zu ergänzen.

zu v. 456: Vollmer 1918 [s. o. bei Editionen], 133 *inductio* ist zu *inducito* zu korrigieren.

zu v. 507: Robert Fuchs: Zu Serenus Sammonicus v. 507, in: Archiv für lateinische Lexikographie und Grammatik 11, 1900, 59: statt *sementis scopulosa* lies *semen scrūposa.*

zu v. 618: Révay 1921, 206 liest statt *at qui* †*olim* überzeugender *at cui clam.*

zu v. 620: Baur 1886, 32 postuliert keinen v. 619a, sondern liest *puleium ex acido bene convenit imbre tepenti.*

zu v. 650: Révay 1921, 206f: statt †*laetatibi* lies *lactaria.*

zu v. 684: Révay 1921, 207f: statt *lymphis* †*et feralis* lies *lymphā et Ceres cum.*

zu vv. 775–776: Joanne H. Phillips: Liber medicinalis Quinti Sereni, XLI 775–776, in: Guy Sabbah (Hg.): Études de médecine romaine (Publications de l'Université de Saint-Étienne, Centre Jean Palerne, Mémoires 8). Saint-Étienne 1988, 157–160 (erklärt mit Verweis auf Aretaios, *De curatione diuturnorum morborum* 2,21,3 [Hude 8,12.3], dass das Heilmittel der Mageninhalt eines frisch geschlachteten Tieres sei).

zu v. 907: Paolo Maini / Aldo Lunelli: Q. Serenus, Liber medicinalis 907 e il fantasma dell'Iliade, in: Maia n. s. 58, 2006, 47–52 (schlagen *Paeoni*[*am aut herbam*] *quartum suppone timenti* o. ä. vor).

zu vv. 935–940: Alexander Sizoo: Abracadabra, in: Hermeneus 28, 1957, 171–173; Axel Nelson: Abracadabra, in: Eranos 44, 1946, 326–336; Alf Önnerfors: Antike Zaubersprüche. Stuttgart 1991, 25f und 62f (auch zu anderen Anordnungen der Buchstaben); Ders.: Magische Formeln im Dienste römischer Medizin, in: Aufstieg und Niedergang der römischen Welt, Bd. II 37,1. Berlin /

New York 1993, 157–224 (163–166); Lucien Janssens: La fausse énigme de l'abracadabra, in: Helmantica 45, 1994, 451–483.

zu vv. 1029–1030: Joanne H. Phillips: Liber medicinalis Quinti Sereni 58, 1029–1030: Teething Pain and a terminus post quem, in: Pol Defosse (Hg.): Hommages à Carl Deroux, Bd. II: Prose et linguistique, Médecine (Collection Latomus 267). Brüssel 2002, 557–560 (zeigt, dass kein Zitat aus Nemesianus vorliegt).

Zur Überlieferung und
zu den frühen Editionen des Liber medicinalis

Codex A (Zentralbibliothek Zürich Ms. C 78) via http://www.e-codices.unifr.ch/de/list/one/zbz/C0078

Alfred Holder: Die Reichenauer Handschriften, Bd. III: Register, Grundstock der Bibliothek, die alten Kataloge (Die Handschriften der Badischen Landesbibliothek in Karlsruhe 7). Leipzig 1918 (Nachdr. Wiesbaden 1973)

Augusto Beccaria: I codici di medicina del periodo presalernitano (secoli ix, x e xi) (Storia e letteratura 53). Rom 1956

Richard H. Rouse: Q. Serenus, in: Leighton D. Reynolds (Hg.): Texts and Transmission. Oxford 1983, 381–385

Joanne H. Phillips: The incunable editions of the Liber medicinalis Quinti Sereni, in: Innocenzo Mazzini / Franca Fusco (Hgg.): I testi di medicina latini antichi. Problemi filologici e storici (Pubblicazioni facolta lettere e filosofia Università Macerata 28). Rom 1985, 215–235

Birger Munk Olsen: L'étude des auteurs classiques latins aux XIe et XIIe siècles, Bd. II: Catalogue des manuscrits classiques latins copiés du IXe au XIIe siècle. Paris 1985, 475–484

Anna Bellettini: La tradizione umanistica di Quinto Sereno »Sammonico« e l'Accademia Romana, in: Italia medioevale e umanistica 51, 2010, 197–226

Dies.: L'editio princeps di Quinto Sereno e la tradizione umanistica del Liber medicinalis in Italia nordorientale, in: Italia medioevale e umanistica 52, 2011, 197–226

Zu Jakobus

Ernst Dümmler: Poetae Latini Aevi Carolini, Bd. I (MGH Antiquitates, Poetae I). Berlin 1881, 97f (Edition)

Bernhard Bischoff: Die Hofbibliothek Karls des Großen, in: Ders. (Hg.): Karl der Große. Lebenswerk und Nachleben, Bd. II: Das geistige Leben. Düsseldorf 1965, 42–62 (wieder in: Ders.: Mittelalterliche Studien. Ausgewählte Aufsätze zur Schriftkunde und Literaturgeschichte, Bd. III. Stuttgart 1981, 149–170)

Zu Mico Centulensis

Ludwig Traube: Poetae Latini Aevi Carolini, Bd. III (MGH Antiquitates, Poetae III). Berlin 1886, 265–294 (Edition)

David Butterfield: Unidentified and Misattributed Verses in the Opus Prosodiacum Miconis, in: Museum Helveticum 66, 2009, 155–162

Zu »Benedictus Crispus«

Jacques Paul Migne: Octavi Saeculi Ecclesiastici Scriptores (Patrologia Latina 89). Paris 1848, 369–376 (Edition)

Franz Brunhölzl: Benedetto di Milano ed il »Carmen medicinale« di Crispo, in: Aevum 33, 1959, 25–67

Jerry Stannard: Benedictus Crispus, an Eighth Century Medical Poet, in: Journal of the History of Medicine and Allied Sciences 21, 1966, 24–46

Anna Bellettini: Nuovi elementi per la datazione del »Carmen medicinale« del diacono Crispo, in: Danielle Jacquart / Agostino Paravicini Bagliani (Hgg.): La »Collectio Salernitana« di Salvatore De Renzi (Edizione nazionale »La Scuola Medica Salernitana« 3). Florenz 2008, 127–148

REGISTER